HEYNE
BÜCHER

ESOTERISCHES
WISSEN

Von Safi Nidiaye sind erschienen in der Reihe
HEYNE ESOTERISCHES WISSEN:

Liebe ist mehr als ein Gefühl · Band 08/9641
Neues Wissen, neues Denken für eine bessere Zukunft · Band 08/9671

SAFI NIDIAYE

Liebe ist mehr *als ein Gefühl*

PARTNERSCHAFT · SEXUALITÄT · SPIRITUALITÄT

Botschaften aus einer anderen Dimension

Herausgegeben von
Antje Besser-Anthony
unter der Mitarbeit von
Heinz-Peter Kindl

WILHELM HEYNE VERLAG
MÜNCHEN

HEYNE ESOTERISCHES WISSEN
Herausgegeben von Michael Görden
08/9641

4. Auflage

Genehmigte Taschenbuchausgabe
im Wilhelm Heyne Verlag GmbH & Co. KG, München
Printed in Germany 1997
Umschlaggestaltung: Atelier Adolf Bachmann, Reischach
Umschlagillustration: Bavaria Bildagentur/Frieman, Gauting
Satz: Schaber Datentechnik, Wels
Druck und Bindung: Ebner Ulm

ISBN 3-453-07731-8

Inhalt

Worum es den eigentlichen Autoren dieses Buches geht

Für viele Botschaften des anbrechenden Neuen Zeitalters ist die Art charakteristisch, wie sie zustande kommen. Sie knüpft an eine uralte, lange Zeit vergessene Tradition an, die seit kurzem erst wieder auflebt. Wir leben in einer Zeit, in der den Menschen mehr und mehr intuitives Wissen zugänglich wird, weil sie sich ihrer Intuition in zunehmendem Maße öffnen. Auf einem solchen Wege ist dieses Buch entstanden.

Zwar ist die Quelle, aus der dieses Material stammt, der übermittelnden Person, dem Medium, ›unbewußt‹ in eurem Sinne. Dennoch stammen die Informationen nicht aus dem, was ihr im allgemeinen unter dem ›Unbewußten‹ oder dem ›Unterbewußtsein‹ versteht. Wir möchten es eher das ›innere Selbst‹ nennen. Unser Medium, Safi, versetzt sich in eine mehr oder weniger tiefe Trance und spricht von einer anderen Wesenssphäre aus. Diese Sphäre ist annähernd identisch mit dem, was einige von euch das ›höhere Selbst‹ nennen. Wir ziehen es jedoch vor, vom ›inneren Selbst‹ zu sprechen, da ihr bei dem Bild eines ›höheren Selbst‹ zu der Vermutung neigt, daß dieses außerhalb von euch liege.

In der Realitätssphäre, in welcher wir existieren, sind die Grenzen fließend. Hier ist es unmöglich, in eurem Sinne einzelne Wesen streng voneinander abzugrenzen. Zwar haben wir Identität und Individualität, aber wir können hin- und herpendeln zwischen einem Zustand zentrierter Identität und einem Zustand, der schwer in eurer Sprache zu beschreiben ist, den ihr aber im allgemeinen als ›Zustand der Einheit‹ bezeichnet.

Wortführer beim Diktat dieses Buches ist in den allermeisten Fällen eine Wesenssphäre des Mediums, die wir ›SAFI ZWEI‹ nennen können. ›SAFI ZWEI‹ steht in Verbindung mit der entsprechenden Wesenssphäre anderer Personen, zur Zeit des Diktats vor allem mit ›ANTJE ZWEI‹ und ›HEINZ ZWEI‹. ANTJE und HEINZ sind Zuhörer beim Diktat und Mitautoren des Buches. Sie haben lebendigen und formgebenden Anteil an diesem Buch: Sie steuern gewissermaßen den Fluß der Informationen – durch ihre Fragen, aber auch durch die Summe ihrer Erfahrungen und durch ihre Persönlichkeitsstruktur. Wir überlassen es ihnen, sich im Anschluß an dieses Vorwort selbst vorzustellen.

Wenn wir in diesem Vorwort und im gesamten Buch von ›wir‹ sprechen, dann ist dies kein Majestätsplural. Vielmehr sprechen wir von der eben geschilderten Sphäre der fließenden Grenzen aus; in diesem Sinne bilden wir eine Art Kollektiv.

Wir hätten für dieses Kollektiv auch einen Namen prägen können. Denn im weiteren Sinne sind wir eine Wesensstruktur, die sich wie jede andere Struktur aus mehreren Bestandteilen formiert, und dies für eine gewisse Zeit. Entsprechend formiert sich auch euer Körper und eure Persönlichkeit aus zahlreichen Bestandteilen, und dies ebenfalls für eine gewisse Zeit. In diesem Sinne sind wir *ein* Autor. Wir ziehen es aber vor, diesem Autor keinen Namen zu geben, um euch nicht auf eine falsche Fährte zu locken. Denn ihr [gemeint sind die beim Diktat Anwesenden: Safi, Antje und Heinz] seid mit uns in einem weit engeren Sinne verbunden, als ihr annehmen würdet, wenn wir uns einen Namen zulegen würden. Wir ziehen es deshalb vor, anonym zu bleiben. Das soll euch hier Anwesende und jeden Leser daran erinnern, daß letztlich alle Informationen aus *einer* Quelle kommen und daß diese Quelle nicht irgendwo außerhalb von euch liegt, sondern in eurem eigenen Inneren.

Ihr alle verfügt über ein unbegrenztes Potential an Wissen. Um dies zu verstehen, hilft es euch vielleicht, eure Vorstellung von Unendlichkeit umzukehren. Üblicherweise stellt ihr euch Unendlichkeit als grenzenlose Ausdehnung im *äußeren* Raum vor. Wir schlagen euch vor, euch eine Unendlichkeit *nach innen hin* vorzustellen. Je tiefer ihr nach innen gelangt, desto mehr seid ihr mit allem verbunden, was ist, und desto näher kommt ihr der Quelle eures eigenen Seins und damit auch der Quelle allen Wissens. Auf diesem Wege ist euch alles Wissen zugänglich, das existiert, ebenso wie alles Wissen, das nicht existiert – das sozusagen nur potentiell, nur latent existiert.

Die Wahrheit hat viele Gesichter, sie spricht durch viele Gesichter zu euch. Aber es gibt nur *eine* Wahrheit, und sie hat nur *einen* Ursprung. Dieser Ursprung liegt nicht irgendwo draußen im Universum, sondern in euch selbst. Alles, was ihr wissen wollt, und vor allem alles, was ihr an Wissen braucht, steht euch jederzeit zur Verfügung – allerdings nur dann, wenn ihr euch diese Tatsache bewußt macht. Andernfalls schneidet euch eure eigene Vorstellung von der Quelle eures Wissens ab.

Dieses Buch scheint zwar von einem eng umgrenzten Thema zu handeln: den Beziehungen zwischen Mann und Frau, oder besser gesagt, den Liebesbeziehungen zwischen Menschen. Aber es soll euch auch und vor allem an dies erinnern: Alles, was ihr sucht, liegt in euch selbst.

Und obwohl wir uns natürlich freuen würden, wenn wir noch weitere Bücher veröffentlichen und gut verkaufen würden, so freuen wir uns doch noch mehr, wenn ihr nach der Lektüre dieses Buches zu dem

Schluß kommt, kein Buch mehr zu brauchen. Ihr seid euer eigenes Buch. Ihr müßt nur lernen, es zu entziffern. Dabei möchten wir euch helfen.

Vorweg noch eine Klarstellung:

Es werden einige Widersprüche im Text auftauchen. Wir wollen hier nicht auf die Widersprüche im einzelnen eingehen, sondern auf die Tatsache, daß es sie gibt.

Diese Tatsache läßt sich nicht umgehen. Sie ist in erster Linie darauf zurückzuführen, daß die Informationen, die wir Safi wortlos übermitteln, einerseits in Worte übersetzt werden müssen, andererseits aber niemals vollständig übersetzt werden können. Das liegt in der Natur der Sache.

Wenn Widersprüche auftauchen, solltet ihr nicht unbedingt versuchen, sie intellektuell aufzulösen. Ihr könnt sie euch vielmehr zunutze machen, indem ihr den unausgefüllten Raum zwischen zwei widersprüchlichen Sätzen als *Spielraum* betrachtet: einen Spielraum, in welchem ihr euch eine annähernde Vorstellung machen könnt von dem, was ursprünglich an vollständiger Information hinter den Worten gestanden hat. In diesem Sinne können widersprüchliche Aussagen im Rahmen dieses Buches sogar von großem Nutzen sein.

Über die Dialogpartner

Safi Nidiaye ist TV- und Zeitschriftenjournalistin sowie Buchautorin in den Themenbereichen Reise, Kinderbücher und Spiritualität (*Neues Wissen, Neues Denken für ein besseres Leben,* Ariston Verlag; *Magisch Reisen: Portugal,* Goldmann Verlag). Ein weiterer Schwerpunkt ist die Musik. Safi Nidiaye ist Liedermacherin und Sängerin. Seit 1988 vermittelt Safi Nidiaye in Trancesitzungen Informationen aus Höheren Dimensionen des Bewußtseins. Ferner leitet sie ein Meditationsgruppe in München.

Antje Besser-Anthony, Herausgeberin und Co-Autorin des vorliegenden Buches und von *Neues Wissen, Neues Denken für ein besseres Leben,* Ariston Verlag. Chefredakteurin und Herausgeberin verschiedener Zeitschriften und Dokumentarfilm-Produzentin. Heute als freie TV- und Zeitschriften-Journalistin in München tätig.

Heinz Peter Kindl, ebenfalls Co-Autor der beiden bei Ariston erschienenen Bücher. Er lebt in München als Schauspieler, Maler und Bildhauer, Ausstellungen in Wien und München.

Uns geht es um die Liebe – ein Thema, das vielen, womöglich den meisten unserer Leser Kopfzerbrechen oder Magenschmerzen bereitet. Eigentlich ist Liebe etwas, das Freude und Frieden verbreiten sollte. Wo also liegt das Problem?

Die Probleme, welche die meisten von euch mit der Liebe haben, sind spezifisch für euren Kulturkreis im weitesten Sinne. Wenn wir also in diesem Buch die Probleme von Liebe und Partnerschaft erläutern, dann tun wir dies ausschließlich vor dem Hintergrund eures Kulturkreises und eurer Epoche. Es handelt sich keineswegs um zeitlose, fundamentale Einsichten, sondern um Betrachtungen und Empfehlungen, Vorschläge und Kommentare, die sich ausschließlich auf diesen Zusammenhang beziehen.

Dies ist nicht nur ein Buch zum Lesen. Es ist vor allem ein Buch zum Mitmachen. Wenn ihr dieses Buch nur lest wie einen Roman, werdet ihr kaum in der Lage sein, seine Aussagen in ihrer tiefen Bedeutung zu erfassen und von ihnen im vollen Ausmaß zu profitieren. Unser Wunsch ist es aber, daß jeder Leser dieses Buches ein Maximum an persönlichem Nutzen aus den Informationen und Empfehlungen ziehen soll, die wir hier geben. Es ist ein durch und durch praktisches Buch, und wir wünschen uns, daß es in kleinen Portionen genossen wird.

Es ist ein sehr fundamentales Buch insofern, als wir versuchen möchten, unseren Lesern ein Fundament zur Verfügung zu stellen, auf dem sie eine völlig neue Sichtweise und, daraus resultierend, ein völlig neues Leben aufbauen können. Wir beabsichtigen nicht, uns mit psychologischen Problemen auseinanderzusetzen. Uns liegt vielmehr daran, euch allen zu helfen, reinen Tisch zu machen mit allem, was zwischen euch und der Liebe steht oder zu stehen scheint. In Wahrheit kann zwischen euch und der Liebe natürlich nichts stehen. Ihr seid Liebe und atmet Liebe. Aber in euren Gedanken und Vorstellungen richtet ihr gern eine Mauer auf, die euch von der Liebe in und um euch trennt. Und anschließend seid ihr traurig, weil euch diese Mauer einsperrt. Wir möchten sie euch einreißen helfen. Sie existiert nur in eurer Vorstellung.

Jeder einzelne von euch ist in der Lage, ein erfülltes Liebesleben zu haben mit allem, was für euch dazugehört – und dies nicht erst in einer fernen, utopischen Zukunft. Dazu müßt ihr allerdings viele Vorstellungen, Einschränkungen, Vor- und Fehlurteile über Bord werfen und gründlich aufräumen in eurem Innenleben. Das ist es, was wir mit diesem Buch erreichen möchten: euch Wege zu einem Leben in Glück und Liebe aufzeigen. Sucht ihr nicht alle danach?

Bitte nehmt unsere Informationen und Empfehlungen aber auch nicht *allzu* ernst. Folgt uns, wenn sie euch einleuchten – wenn nicht, geht eure eigenen Wege. Die Wahrheit werdet ihr wiedererkennen, denn ihr alle tragt sie in euch. Niemand kann euch eine neue Wahrheit beibringen, die ihr nicht schon selbst kennt. Deshalb verlaßt euch nur auf das, was euch selbst als wahr bewußt wird.

Damit ihr die von uns übermittelten Informationen richtig einschätzen könnt, müßt ihr euch über eines im klaren sein: Es gibt grundsätzlich keine objektive Wahrheit, die sich in Worte fassen läßt. Dieses Prinzip gilt auch für Wissenschaftler (und Wissenschaftler haben das selbst schon entdeckt). Alles in diesem weiten Universum ist subjektiv. Es gibt nur Subjektives.

Bitte bedenkt: Alles, was existiert, ist *Wesen,* alles ist

bewußt, und alles ist *ein* Wesen. Wie kann es Objektives geben? Es gibt nur Subjektives.

Eure Unterscheidung zwischen Objekt und Subjekt ist eine Aufteilung innerhalb eurer Denksphäre, die von Polarität bestimmt ist. Aber diese Denksphäre ist relativ. Deshalb gibt es keine Objektivität, nur eine relative Objektivität – in Wahrheit also bloß Subjektivität.

Dementsprechend gibt es keine objektive Wahrheit, die sich in Worte fassen ließe. Auch das, was wir hier in Worte fassen, ist keine objektive Wahrheit. Was Wahrheit ist, könnt ihr selbst erkennen, in euch selbst wiedererkennen: subjektive Wahrheit. Bitte nehmt nichts für bare Münze, sondern schaut, was ihr selbst als eure subjektive Wahrheit wiedererkennt. Nur das zählt.

Wenn ihr das vorliegende Buch in diesem Geiste lest, werdet ihr maximal von unseren Informationen profitieren können. Ihr werdet dann imstande sein, weit mehr zu erreichen als das, was ihr euch vielleicht vorgestellt habt, als ihr dieses Buch in die Hand bekommen habt.

Liebe und Selbstliebe · Die Angst vor der Bindung · Trennung und Einheit · Quantensprung zur neuen Beziehung · Die natürliche Treue · Sexualität · Ist Ehescheidung erlaubt?

In der Welt des Lebendigen herrscht unvorstellbare Vielfalt und große Flexibilität. In der Welt dessen aber, was ihr im allgemeinen unter ›Liebe‹ versteht, herrscht weder Vielfalt noch Flexibilität. Ihr habt das Erlebnisfeld ›Liebe‹ in dramatischer Weise eingeengt und in Kästchen aufgeteilt. In diesen Kästchen fühlt ihr euch äußerst unwohl, weil ihr rundum an die Begrenzungen eurer Kästchen stoßt. Das Wesen der Liebe hat mit Kästchen und Einschränkungen, mit Zwängen und Einengungen, mit Forderungen und Vorwürfen nichts zu tun. Liebe fließt, wohin sie will, wann sie will und wie sie will. Um in der Liebe glücklich zu sein, braucht ihr nichts weiter zu tun, als euch dem Fluß der Liebe zu überlassen. Das klingt einfach. Aber ihr alle wißt, wie weit ihr im allgemeinen davon entfernt seid (oder vielmehr entfernt zu sein glaubt), und wie schwierig dies im einzelnen sein kann. Wir möchten euch die Sache erleichtern. Wir möchten versuchen, sie so gründlich und gleichzeitig so einfach wie möglich anzugehen.

Die Quelle dessen, was ihr Liebe nennt, fließt in eurem eigenen Heizen. Das habt ihr sicher schon oft gelesen, und vielleicht hat es euch nicht weitergebracht. Wir möchten versuchen, es so zu erklären, daß es euch weiterbringt.

Ihr seid lebendige Manifestationen der Liebe, ob ihr das glaubt oder nicht. Wir bitten euch, dies für einen Augenblick als Hypothese zu akzeptieren: Ihr seid lebendige Manifestationen der Liebe. Das bedeutet: Wenn ihr euch dem natürlichen Fluß, dem natürlichen Wachstum eures Wesens überlaßt, könnt ihr nicht fehlgehen, seid ihr immer beschützt und immer in der Liebe, und eure Beziehungen mit anderen Menschen werden von Liebe getragen sein.

Darum ist das Wichtigste, was wir vermitteln wollen: Vertraut eurer eigenen Natur – und vor allem: Entdeckt eure eigene Natur. Wenn so viele Menschen Probleme mit der Liebe haben, dann deshalb, weil sie Probleme mit ihrer eigenen Natur haben. Sie trauen sich selbst nicht, deswegen trauen sie den anderen nicht. Sie trauen sich nicht viel Gutes zu, deshalb können sie anderen nicht viel Gutes zutrauen. Sie sind ununterbrochen damit beschäftigt, ihre eigene Natur verändern und verfälschen zu wollen, deshalb verlangen sie auch von anderen Menschen, sich ihnen zuliebe zu verändern und zu verfälschen. Sie verlangen Unmögliches von sich selbst und Unmögliches von anderen.

Das Wichtigste also ist zunächst, daß ihr euch auf eine Entdeckungsreise macht und euch zum Ziel nehmt, eure eigene Natur zu entdecken. Das ist nicht schwierig. Alles, was ihr dazu aufbringen müßt, ist *Aufmerksamkeit.* Euer Leben und Denken ist in den allermeisten Fällen so überfüllt mit fremden Vorstellungen, fremden Wünschen, fremden Verhaltensweisen und fremden Programmen, daß ihr es nicht mehr bemerkt. Es mag eine Zeit der Übung kosten, um zu entdecken, wer oder was ihr wirklich seid und was ihr wirklich braucht und wünscht. Aber dieser Zeitaufwand lohnt sich.

»Was hat das mit Liebe zu tun?«, so werden einige fragen. Wir sagen: Wer lieben will, muß bei sich selbst anfangen. Ihr könnt unmöglich irgend jemanden lieben oder von irgend jemandem Liebe erwarten, wenn ihr euch selbst nicht liebt. Euch selbst lieben bedeutet: gut sein zu euch selbst. Und gut sein zu euch selbst bedeutet nicht nur, daß ihr euch im Spiegel anlächelt und über euch ab und zu ein nettes Wort verliert. Ebenso bedeutet es, gut zu sein zu einem anderen Menschen – zu eurem Partner, eurem Geliebten, eurem Freund –, viel mehr, als ihm ab und zu etwas Nettes zu sagen und ihn in den Arm zu nehmen. Gut sein zu euch selbst bedeutet, daß ihr das tut, was ihr *wollt;* daß ihr lernt, euch selbst eure Wünsche zu erfüllen; daß ihr eurem Körper gönnt, was er wünscht und braucht; und daß ihr euren Gefühlen das gebt, was sie brauchen. Das klingt selbstverständlich, aber wenn ihr euer Leben anschaut, werdet ihr in den wenigsten Fällen feststellen, daß ihr euch entsprechend verhaltet. Tatsächlich steht ihr zu bestimmten Zeiten auf und legt euch zu bestimmten Zeiten schlafen, eßt zu bestimmten Zeiten und tut dieses oder jenes, weil man es so tut, weil euer Leben es so erfordert; oder weil andere es so machen; oder weil die Außenwelt diese oder jene Reize bietet oder diese oder jene Programme – beispielsweise Fernsehprogramme, die nicht dann stattfinden, wenn ihr Lust habt, sie anzusehen, sondern zu festgesetzten Zeiten.

Euch selbst zu lieben und zu euch selbst gut zu sein – das bedeutet, glücklich zu sein; das wiederum schließt ein, glückliche Beziehungen anziehen und unterhalten zu können. Um das zu lernen, braucht ihr, wie gesagt, nichts weiter als Aufmerksamkeit.

Soweit es im Rahmen eures im allgemeinen vom Beruf geprägten Lebens möglich ist, versucht zunächst herauszufinden, was ihr wann tun oder lassen wollt, ohne euch beirren oder ablenken zu lassen durch Gewohnheiten, Programme oder durch die Wünsche anderer Menschen. Ihr werdet sehen: Um zu euren eigenen Wünschen und Impulsen zu finden, müßt ihr euch durch einen ganzen Wust von Fremdbestimmungen hindurcharbeiten. Aber ihr werdet feststellen: Das, wonach ihr euch in einem bestimmten Augenblick wirklich sehnt und was ihr euch wirklich wünscht, liegt klar zutage. Ihr findet es nicht, indem ihr darüber nachdenkt, sondern ihr fühlt es.

Der erste Schritt auf dem Weg zu unserem Ziel bestünde demnach im Bemühen, sich selbst zu fühlen. Versucht, euch unabhängig zu machen von jeglicher Fremdbeeinflussung oder Fremdbestimmung. Und versucht, soweit es irgend geht, in jedem Augenblick ihr selbst zu sein. Das ist es, was wir ›sich selbst lieben‹ nennen.

Je mehr ihr euch selbst liebt, desto mehr werdet ihr andere Menschen lieben können.

Und je mehr ihr lieben könnt, desto mehr werdet ihr geliebt.

Beginnen wir nun mit einem konkreten, wenn auch sehr grundsätzlichen Problem: dem Verhältnis von Bindung und Freiheit.

Bindung und Freiheit bestimmen euer Leben in allen Bereichen, nicht nur in Liebesbeziehungen. Nehmt euer Leben einmal unter diesem Gesichtspunkt unter die Lupe. Prüft in allen Lebensbereichen, wo ihr gebunden und wo ihr frei seid, oder besser: wie jeweils das Verhältnis von Bindung und Freiheit aussieht. Diese Arbeit wird euch sehr weit führen. Sie wird euch helfen, klarer zu sehen in bezug auf eure Persönlichkeit und auf die Art, wie sie in die Umstände eures Lebens verwoben ist. Allein diese Betrachtung kann euch freier machen.

Nun zu Bindung und Freiheit innerhalb der Liebesbeziehung. Wir würden gern dazu von euch zunächst eine konkrete Frage hören.

HEINZ: *Ich möchte wissen, wie man mit der Angst vor Bindung umgehen kann. Diese Angst scheint für viele Menschen heutzutage ein großes Problem zu sein. Viele wünschen sich einerseits eine Liebesbeziehung, möchten andererseits jedoch frei sein. Gibt es eine Lösung für dieses Dilemma?*

SAFI: Auf jeden Fall ist hier eine Umschichtung im Denken notwendig. Was ihr Freiheit nennt, kann in Wahrheit Unfreiheit sein, und umgekehrt. Um dieses Thema wirklich gründlich zu behandeln, müssen wir viele Schichten abtragen, viele Denkgewohnheiten entfernen, um an den Kern des Problems heranzukommen. Der Kern dieses Problems ist der Kern des Problems der Existenz überhaupt. Wir müssen also bei Adam und Eva beginnen. Es bleibt euch leider nicht erspart.

Laßt uns zunächst auf eure Angst eingehen. Der Angst vor Bindung steht die Angst vor Freiheit gegenüber. Irgendwo zwischen diesen beiden Ängsten pflegt ihr euch in einem Gedankengewirr zu verheddern. Ihr könnt die Perspektive umdrehen. Hört auf, eure Gedanken – die sehr wohl eurer Steuerung unterliegen – auf *Angst* vor Bindung und *Angst* vor Freiheit zu fixieren. Betrachtet statt dessen Bindung und Freiheit ohne Angst, wägt sie gegeneinander ab und bringt sie in ein individuell jeweils angemessenes Gleichgewicht. Dann wird die Sache wesentlich einfacher.

Jeder Mensch braucht, um unbeschwert existieren zu können, ein gewisses Maß an Bindung *und* ein gewisses Maß an Freiheit – immer im Rahmen eurer Vorstellung von Beziehungen.

Wieviel Bindung, *wieviel* Freiheit braucht ein Mensch? Das ist von Individuum zu Individuum und auch von Lebensphase zu Lebensphase verschieden. Es mag Menschen geben, die, sagen wir, mit sechzig Prozent Freiheit und vierzig Prozent Bindung auskommen; andere hingegen brauchen neunzig Prozent Bindung und zehn Prozent Freiheit. Ihr werdet dieses Problem nicht für euch lösen können, ohne zwei Voraussetzungen zu erfüllen:

Erstens müßt ihr herausfinden, welches Maß an Bindung und welches Maß an Freiheit ihr in dieser Phase benötigt. Eine Phase kann Jahre, Monate oder Wochen dauern – dies alles verändert sich dynamisch. Es ist sehr leicht, das herauszufinden, denn es handelt sich um eine offen zutage liegende Empfindung, die jeder Mensch hat; er muß nur darauf stoßen.

Und zweitens müßt ihr denjenigen Partner finden, der das *gleiche* Maß an Freiheit und Bindung benötigt. Üblicherweise sucht ihr euch allerdings einen Partner, der das gleiche Maß an Freiheit und Bindung benötigt, aber im *umgekehrten* Verhältnis. Dadurch entsteht eine trügerische Harmonie. Denn ein ›40/60-Partner‹ paßt zwar wunderbar zu einem ›60/40-Partner‹ – aber erstens nur für die Dauer der Phase, in der dieses Verhältnis bestehenbleibt, und zweitens auch nur scheinbar. In Wahrheit würdet ihr euch wohler fühlen mit einem Partner, der das gleiche Maß an Bindung und Freiheit benötigt wie ihr. Wenn die Beziehung auch auf einer oberflächlichen Ebene wesentlich schwieriger zu ertragen wäre, so wäre sie doch auf einer tieferen Ebene wesentlich harmonischer und solider.

Nun gibt es Menschen, die sich hundertprozentige Bindung *und gleichzeitig* hundertprozentige Freiheit wünschen. Im Grunde eures Herzens teilt ihr allesamt diesen Wunsch. Aber die wenigsten unter euch sind sich dieser Tatsache wirklich bewußt. Um euch dessen klarzuwerden, müßt ihr sozusagen einen Schritt zurücktreten und eure eigene Persönlichkeit mit Abstand betrachten. Ihr müßt Distanz bekommen zu euch selbst. Aus dieser Distanz heraus könnt ihr sehen, daß euer ganzes Leben und besonders eure Liebesbeziehungen und der ganze Weg, den ihr innerhalb dieser Beziehungen oder Beziehung geht, getragen ist von der Sehnsucht nach vollständiger Bindung; und daß gleichzeitig euer ganzer Entwicklungsweg als Individuum getragen und motiviert ist von der Sehnsucht nach vollständiger Freiheit.

Nun versucht ihr dieses Problem so zu lösen, daß ihr die Bindung zugunsten der Freiheit reduziert oder die Freiheit zugunsten der Bindung.

Jedenfalls gehen so die meisten von euch vor, die sich mit dem engen Rahmen eurer körpergebundenen Persönlichkeit identifizieren. Wenn ihr euch an einen Menschen bindet, gebt ihr einen Teil eurer Freiheit auf. Wenn ihr euch von einem Menschen teilweise oder ganz befreit, gebt ihr einen Teil der Bindung auf oder die ganze Bindung. Und diese beiden Faktoren hängen umgekehrt proportional voneinander ab: je mehr Freiheit, desto weniger Bindung, und umgekehrt.

Diesen üblichen menschlichen Rahmen empfinden sensible und bewußte Menschen als unerträgliche Begrenzung. Um ihn zu sprengen, müßt ihr euer Identitätsgefühl entscheidend erweitern. Ihr müßt herausfinden, daß ihr mehr seid als die körpergebundene Persönlichkeit, als die ihr euch normalerweise seht. Wir wollen keinerlei Vorstellungen mitliefern, die euch helfen können, das zu tun. Jeder wird es auf seine Weise tun. Und jeder wird dabei entdecken, daß er mehr ist als der Käfig, in den er sich bislang immer eingesperrt hat. Erst wenn ihr diesen Käfig verlassen habt und auch den anderen in eurer Vorstellung aus seinem Käfig befreit habt; wenn ihr euch nicht mehr als Mann und Frau gegenübersteht, sondern von Wesen zu Wesen – dann erst könnt ihr versuchen, das zu verwirklichen, wonach ihr euch im Grunde alle sehnt, nämlich hundertprozentige Bindung *und* hundertprozentige Freiheit. Ihr müßt dann aber denjenigen Partner gefunden haben, mit dem ihr wirklich eine hundertprozentige Bindung eingehen wollt. Dazu müßt ihr *euch selbst* gefunden haben. Wie ihr das anstellen könnt, beschreiben wir in diesem Buch. Denn ihr könnt nicht hundertprozentig frei sein, wenn ihr gar nicht wißt, wer ihr seid und was ihr eigentlich wirklich wünscht. Solange ihr dies nicht gefunden habt, werdet ihr immer zumindest teilweise dem folgen, was andere wollen, oder was ihr glaubt, daß sie wollen.

Wenn ihr den geeigneten Partner *und euch selbst* gefunden habt, könnt ihr vollkommen gebunden *und* frei leben. Allerdings braucht ihr dazu viel Mut und Aufmerksamkeit. Einerseits müßt ihr den Mut aufbringen, euch ganz und gar an einen Menschen zu binden und zu sagen: Dieser Mensch und ich, wir gehören zusammen, ganz und gar, immer und überall, ohne Einschränkung. Und ihr müßt wissen, spüren und euch zugestehen, daß ihr im Bewußtsein dieser Liebe und dieser Verbindung ganz und gar frei seid zu tun, was ihr wollt – wo auch immer ihr seid, wem auch immer ihr begegnet.

ANTJE: *Wie steht es in einer wahren Liebe, wie ihr sie beschreibt, mit der Treue? Zu hundert Prozent Bindung müßte meiner Meinung nach hundert Prozent Treue gehören. Aber wie verträgt sich das mit hundert Prozent Freiheit?*

SAFI: Wir können das in Worten erklären; aber es sind leere Worte. Ihr müßt es leben, dann wißt ihr es. Du beispielsweise weißt es.

Vollkommen treu und dennoch vollkommen frei seid ihr, solange eure hundertprozentige Bindung *freiwillig* besteht – wenn ihr sie nicht *einmal* für die nächsten hundert Jahre beschließt, sondern in jedem Augenblick erneuert, freudig und zwanglos. Ihr habt dann den Mut, auch dem attraktivsten Menschen unvoreingenommen entgegenzutreten, euch seiner Anziehungskraft auszusetzen und frei zu entscheiden, ob ihr euch mit ihm auf mehr einlassen wollt oder nicht. Ihr werdet sehen: *Wenn* die Liebe zu eurem Partner auf dieser Grundlage besteht, dann wird sie eure Entscheidung in jedem Augenblick tragen. So einfach ist das.

ANTJE: *Anders ist Liebe doch gar nicht möglich …*

SAFI: … für dich! Den meisten Menschen ist das unmöglich, weil diese Form von Beziehung großen Mut und totalen Einsatz verlangt, auf beiden Seiten und in jedem Augenblick.

ANTJE: *Ich kann mir schwer vorstellen, wie man das in ständigem, direktem Zusammenleben mit dem Partner verwirklichen kann.*

SAFI: Der Schlüssel dazu ist, wie Heinz richtig bemerkt hat, die *Liebe* – anders gesagt: Wir können das in diesem Zusammenhang auch nüchterner bezeichnen: die *Identifikation mit dem anderen,* ohne aber die Identifikation mit euch selbst aus den Augen zu verlieren. Dies ist eine große Kunst; ihr alle seid auf dem Weg dazu oder schon dabei, sie zu entwickeln, zu üben, anzuwenden – jeder auf seine Weise.

Das Urmodell, das hinter all diesen Gedanken steht, ist die Polarität, die eure Existenz ermöglicht. Und das Urmodell einer jeden Liebe ist *die Liebe überhaupt.* Wenn ihr religiös seid, könnt ihr sie auch die Liebe zwischen euch und Gott, zwischen Gott und euch nennen. Wenn ihr diese Liebe unter dem Aspekt von Bindung und Freiheit betrachtet, dann werdet ihr sehen: Was ihr als Gott bezeichnet, verlangt, wünscht und bezweckt mit dieser ganzen grenzenlosen und abenteuerlichen Angelegenheit, welche die Schöpfung darstellt, hundert Prozent Bindung und hundert Prozent Freiheit!

In einem tieferen Sinne jedoch seid ihr immer schon hundertprozentig gebunden – insofern, als *alles eins* ist, also auch ihr und euer Partner. Dieses Eine ist vollkommen frei – also auch ihr in ihm. Das müßt ihr erst noch begreifen, ehe ihr zu wirklichen Liebesbeziehungen mit anderen Menschen fähig seid. Dann erwacht ihr zu dem

Bewußtsein, zu der Erkenntnis, daß es keine Grenzen zwischen euch gibt; und daß ihr nicht gezwungen seid, euch Gefängnisse zu bauen, die ihr dann Ehe, Beziehung oder Partnerschaft nennt. Niemand verlangt das von euch.

Eine wahre Ehe engt nicht ein – sie bereichert und erweitert. Bildlich gesprochen: Wenn ihr euch selbst als eine Hundert-Prozent-Einheit betrachtet, so sollte der Partner mit seinen hundert Prozent hinzukommen! Aber ihr macht es so: Damit der andere sich mit euch verbinden kann, schneidet ihr von euren eigenen hundert Prozent etwas ab und von seinen hundert Prozent auch etwas. Ihr macht euch kleiner, um in das Gefängnis zu passen, und ihr macht ihn kleiner, um ihn zurechtzustutzen, damit er in euer Gefängnis paßt!

Daß ihr dem anderen ebenso wie euch selbst derart Gewalt antut, mag gute Gründe haben, die vielleicht in eurer Kindheit oder in anderen Inkarnationen wurzeln. Trotzdem ist es nicht notwendig. Ihr müßt begreifen, daß ihr in Wahrheit frei seid – auch frei von eurer eigenen Geschichte; von euren Eltern; von allen, die euch je etwas angetan oder kleinliche Beziehungen vorgelebt haben. Schafft euch weite, bunte, helle Beziehungen, in denen ihr aufatmen könnt – anstatt solcher, in denen ihr kaum Luft zu holen wagt.

ANTJE: *Daß wir frei sind, haben wir oft genug gehört und gelesen. Wir glauben es auch aus tiefstem Herzen. Wie kommt es aber, daß wir es trotzdem nicht wirklich begreifen und erleben?*

SAFI: Du mußt es in jedem einzelnen Augenblick, in jeder einzelnen Handlung *anzuwenden* versuchen. Begriffen hast du schon genug – es geht darum, zu handeln. Handle immer so, als wärest du vollkommen frei. Sehr radikal. Frei zu handeln bedeutet: in jedem Augenblick das zu tun, was du wirklich willst.

ANTJE: *Aber es gibt doch Grenzen, die einem andere Leute oder die Verhältnisse setzen. Haben wir sie uns selbst geschaffen?*

SAFI: Letztlich hast du sie selbst geschaffen. In diesem deinem Bewußtsein aber weißt du nichts davon. Wenn du sehr weit zurückgehst, kannst du dich übrigens erinnern. Du hast sie dir selbst geschaffen – in aller Freiheit. Und in aller Freiheit kannst du sie verändern. Aber du hast Mitspieler, die ebenfalls frei sind. Was du tun kannst, ist, deinen Einfluß zu vergrößern – nicht über Worte oder Gewalt, sondern über ein wachsendes Bewußtsein deiner Identität als ewiges Wesen und deiner Freiheit. Je freier du bist – von allem, auch von Erfolg –, desto größer wird deine Anziehungskraft und damit auch dein Durchsetzungsvermögen.

ANTJE: *Würde ich mich damit nicht über den andersgerichteten Willen der Mit- oder Gegenspieler rücksichtslos hinwegsetzen?*

SAFI: Es ist ihre Sache, sich daran zu stärken oder zu schwächen. Wenn die anderen in dem Spiel, das ihr alle gemeinsam spielt, gefangen sind, kannst du ihnen sogar helfen, indem du dich weigerst, weiter mitzuspielen. Du mußt aus dem Rahmen heraustreten, der euch einengt. Mitten im Alltag kannst du dich erinnern: Du bist ewig, und du bist frei. Du bist hier zu Besuch.

Nun wollen wir uns aber wieder der konkreten Frage von Freiheit und Bindung innerhalb der Paarbeziehung zuwenden. Habt ihr dazu noch Fragen?

ANTJE: *Ja. Wie drückt sich zum Beispiel Freiheit aus bei einem Paar, das mit Kindern in einer kleinen Wohnung lebt? Wenn einer von beiden seinen Wunsch nach Freiheit verwirklicht, hat vielleicht der andere gerade ein Bedürfnis nach*

Nähe und Bindung. Und schon gibt es Schwierigkeiten. Ist so eine Ehe überhaupt in einer glücklichen Form denkbar?

SAFI: Das sind viele Fragen auf einmal. Wir fahren fort und bauen die Antworten mit ein.

Zunächst einmal zur Frage der Ehe und der kleinen Wohnung. Menschen, die eine solche Situation um der Liebe willen gewählt haben und nun darin leben, sollten eine etwas größere Schmerzbereitschaft aufbringen. Anders ausgedrückt, sie sollten ein bißchen weniger zimperlich sein, was kleine Schmerzen betrifft. Sie würden dann nämlich feststellen, daß die Schmerzen nur halb so groß sind, wie sie vorher in ihrer Angst angenommen haben; und daß sie darüber hinaus immer ein Durchgang sind (oder zumindest sein können) für neue Sichtweisen, neue Horizonte, für neue Liebe.

Das bedeutet: Sie sollten weniger Angst haben, wenn der Partner beispielsweise das Haus, die kleine Wohnung verläßt, um etwas zu unternehmen, und bereit sein, den Schmerz zu ertragen, der sich hieraus ergeben könnte. Das hätte für sie einen mehrfachen Nutzen: Erstens würden sie feststellen, daß die Schmerzen gering sind; zweitens würde sich ihr Verhältnis beträchtlich entspannen; und drittens würden sie lernen, ihre Schmerzen im Sinne der persönlichen Weiterentwicklung und auch im Sinne der Liebe zu nutzen.

Ist das verständlich?

HEINZ: *Was es heißen soll, Schmerzen im Sinne der Liebe zu nutzen, wird nicht jeder Leser begreifen.*

SAFI: Gut. Wir schlagen deshalb jedem Leser ein Experiment vor. Er möge seinen Partner ganz bewußt etwas tun lassen, was dieser immer schon sehr gern tun wollte, aber nicht zu tun wagte – und nehme ganz bewußt und absichtlich alle Konsequenzen auf sich, die sich daraus für ihn ergeben: beispielsweise Schmerzen, weil er sich allein und verlassen fühlt, eifersüchtig ist oder was auch immer. Wenn er sich auf dieses Experiment sehr bewußt einläßt, wird er nicht auf die Idee kommen, seinem Partner Vorwürfe zu machen, ihm Schuld zuzuweisen und dadurch die Chance zu versäumen, selbst etwas zu lernen. Dieses Experiment bewußt durchzustehen, ohne irgendwelche Gefühle zu unterdrücken oder zu beschönigen, kann euch *weit* mehr lehren, als Worte es vermögen.

Nun sollten wir den Rahmen etwas weiter spannen.

Alles, was existiert, befindet sich in demselben Spannungsfeld, in dem sich auch eure Beziehungen mit anderen Menschen entwickeln: nämlich in einem Spannungsfeld zwischen Bindung und Trennung oder zwischen Einheit und Abgetrenntheit. Innerhalb der Schöpfung gehören diese beiden Pole zusammen; ohne den einen oder ohne den anderen wäre nichts denkbar. Ein Mensch, der diese Grundtatsache wirklich begriffen, wiedererkannt und sich zu eigen gemacht hat, kann sich bereits *entspannen.*

Es gibt nichts, was außerhalb dieses Spannungsfeldes existiert. In ihm seid ihr geborgen und gut aufgehoben; es trägt, nährt und beschützt euch. Und ihr befindet euch jeweils an genau der Stelle zwischen den beiden Polen von Einheit und Trennung, die derzeit eurem tiefsten inneren Bedürfnis entspricht. Ist das plausibel?

HEINZ: *Woher kommt aber das Leid, wenn man immer an der richtigen Stelle ist?*

SAFI: Der Vorgang der Schöpfung hat sich nicht irgendwann in grauer Vorzeit vollzogen, außerhalb von euch – sondern ihr selbst tragt ihn in euch. Damit tragt ihr in euch auch das, was wir Einheit nennen. Andererseits tragt ihr in euch ebenso das Bedürfnis nach einem Gegenüber, nach Gesellschaft, nach Vielheit. Ihr könnt nun nicht etwas aus euch herausstellen und als selbständiges Gegenüber betrachten, wenn dies nicht gleichzeitig mit einem Gefühl der Trennung verbunden wäre.

So kommen wir zurück auf etwas, das wir bereits gesagt haben: Zeigt eine etwas größere Schmerzbereitschaft, seid etwas weniger zimperlich, was eure Schmerzen betrifft. Ihr werdet sehen, sie sind halb so schlimm. Denn was ihr als Trennung bejammert, ist in Wahrheit euer Bedürfnis nach einem Gegenüber, nach einem anderen. Liebe braucht ein anderes, um sich selbst erfahren, offenbaren und manifestieren zu können. Es gibt zwei Bewegungen der Liebe: Die eine stellt das andere aus der Einheit heraus, damit es ein anderes sein kann; die andere ist bestrebt, diese andere wieder in die Einheit zurückzuholen. Alles, was existiert, spielt sich in diesem Spannungsfeld ab, und wenn ihr es mit Distanz betrachten könntet, würdet ihr sehen, daß es ein sehr anmutiger Tanz ist, ebenso anmutig wie der Tanz der Atome, der Moleküle, der Teilchen, der Wellen, der Planeten. Dieser Tanz weist Strukturen auf, die sich ständig wiederholen und niemals aus der Grundharmonie fallen.

Wohl gibt es Quantensprünge. Ebenso wie in eurer Entwicklung, so sind auch Quantensprünge innerhalb der Beziehungen zwischen Mann und Frau möglich, und zwar sowohl innerhalb einer einzelnen Beziehung als auch kollektiv, innerhalb von Beziehungen im allgemeinen. Ein solcher Quantensprung steht bevor – vorbereitet durch zahlreiche kleine Sprünge, die viele von euch bereits vollzogen haben. Damit haben sie Pionierarbeit geleistet – eine Arbeit geistiger, in gewisser Weise magischer Natur. Sie ziehen und schubsen ein bißchen, damit die anderen ebenfalls springen können. Der anstehende große Sprung, den sie einleiten, betrifft eine große Gruppe von Menschen innerhalb eurer Zivilisation, im wesentlichen eurer Industrienationen. In anderen Kulturen und Zivilisationen liegen die Probleme anders. Wir sprechen von euch.

Was nach diesem Sprung ansteht, ist eine Beziehung vollkommen neuer Art. Die Veränderung betrifft allerdings weniger die äußere Form der Beziehung, insofern scheint sie undramatisch und wenig spektakulär. Die klassische Zweierbeziehung, ja sogar die Ehe wird den Quantensprung überstehen. Ihre innere Struktur freilich wird sich vollständig verändern. Vor allem werden sich die Beteiligten ihrer eigenen Probleme und Bedürfnisse, aber auch derer des Partners wesentlich bewußter sein als bisher. Denn dieses ist wiederum ein wichtiger Schlüssel: Wenn ein Mensch seine eigenen Probleme und vor allem seine wirklichen ungeschönten, unverfälschten Bedürfnisse und Wünsche sehr genau kennt und anerkennt, dann wird es ihm leichtfallen, auch die Wünsche und Bedürfnisse des anderen zu erkennen und anzuerkennen.

HEINZ: *Heißt das auch, daß ich dem Partner das zugestehe, was ich mir selbst zugestehe?*

SAFI: Zunächst einmal mußt du dir selbst zugestehen, was du wirklich brauchst. Das klingt sehr selbstverständlich, ist es aber *keineswegs.* Auch mußt du dir eingestehen, was dich quält, mit anderen Worten: dir deiner selbst, deiner psychischen Situation bewußt zu werden.

ANTJE: *... ohne konventionelle Vorstellungen ...*

SAFI: Ohne jegliche Vorstellung, die dich einengt. Prüfe ganz sachlich: Was wünscht, was fürchtet dieser

Mensch, der ich bin? Eine solche Selbstprüfung schafft die beste Basis für fruchtbare, glückliche und freie Beziehungen zwischen Menschen und besonders zwischen Mann und Frau.

Dieser Weg führt keineswegs zu einem neuen Egoismus, sondern im Gegenteil zu mehr Altruismus. Denn in dem gleichen Maße, in dem ihr eure eigenen Wünsche, Hoffnungen, Bedürfnisse und Befürchtungen kennen und vor allem anerkennen lernt, könnt ihr dies auch gegenüber eurem Partner. Ihr erfaßt ihn so verständnis- und liebevoll wie euch selbst. Damit macht ihr ihn glücklich, soweit euch dies möglich ist – doch alles weitere überlaßt ihr anderen, dem Leben oder Gott. Ihr versucht dann nicht mehr, bei eurem Partner Bedürfnisse zu stillen, von denen ihr im Grunde wißt, daß er sie *nicht* hat – oder daß andere sie besser befriedigen können.

ANTJE: *Was ihr empfehlt, führt zu Großzügigkeit, echter Freundschaft, absoluter Gleichberechtigung zwischen Mann und Frau …*

SAFI: Ist es nicht das, was ihr euch wünscht?

Um nochmals auf die Treue zurückzukommen: Einerseits gehört sie zu jeglicher Liebe oder Freundschaft zwischen Menschen. Ohne Treue keine Liebe, ohne Treue keine Freundschaft. Andererseits hat jede Art von Beziehung, ebenso wie jede einzelne Beziehung, ihre eigene Art von Treue. Beispielsweise wirst du nicht auf die Idee kommen, einem Menschen, den du nur als Freund betrachtest, sexuell treu zu sein; umgekehrt wirst du nicht auf die Idee kommen, daß du außer deinem Sexualpartner keine Freunde haben darfst. Ihr müßt herausfinden: Welche Art von Treue beinhaltet diese Beziehung? Beachtet genau diese Fragestellung. Es geht nicht darum: Welche Art von Treue *sollte* diese

Beziehung erfordern?, sondern darum: Welche Art von Treue *beinhaltet* diese Beziehung? Denn wenn sie eine wahre Liebe ist, beinhaltet sie von selbst ihre eigene Treue; ihr müßt sie ihr nicht erst durch Vorstellungen oder Konventionen irgendwelcher Art von außen aufzwingen. Und dies wird sich äußern als ein *Bedürfnis* nach Treue, auch wenn sie mit Opfern verbunden sein sollte.

HEINZ: *Bedeutet das, daß es in Ordnung ist, wenn man sexuelle Beziehungen zu mehreren Partnern hat? Daraus ergeben sich doch die größten Schwierigkeiten zwischen den Beteiligten!*

SAFI: Diese Problematik kann nur für Menschen entstehen, die sich nicht ihren wahren, wirklichen Bedürfnissen entsprechend verhalten. Wenn ihr euch wirklich in die von uns auf gezeigte Richtung entwickeln wollt, so werdet ihr einerseits sehr wahrhaftig sein, andererseits sehr behutsam mit euch und anderen Menschen umgehen. Es sind durchaus Beziehungen möglich, die auch körperliche Treue beinhalten; und diese körperliche Treue kann durchaus einem Bedürfnis entspringen, auch wenn sie bisweilen in Frage gestellt wird. Hier geht es darum, *wahrhaftig* zu sein. Ferner gehört dazu immer eine gewisse *Disziplin.* Im übrigen läßt sich diese Frage nicht allgemein, sondern nur am Beispiel beantworten. Denn jede Variante ist möglich. Es geht nur darum, daß jeder sich selbst und die Beziehung genau kennenlernt – und sich entsprechend verhält. Es ist durchaus denkbar, daß ihr zwei oder mehrere sexuelle Beziehungen mit anderen Menschen eingeht und sogar über eine längere Zeit aufrechterhaltet. Es gibt jedoch nur sehr wenige Menschen, die dazu wirklich in der Lage sind, weil es nur sehr wenige Menschen gibt, deren wirklichen Bedürfnissen dies entspricht und deren Energiesystem dies verkraftet. Das ist etwas, was ein Mensch nur für sich selbst und für seine spezielle Beziehung herausfinden kann. Hier liegt immer wieder der Schlüssel zur Lösung aller Probleme und Fragen, die sich in diesem Zusammenhang stellen. Findet heraus, was ihr in Wahrheit benötigt, und handelt *konsequent* danach. Diese Konsequenz mag in manchen Fällen mit einer gewissen Disziplin, ja sogar mit Opfern verbunden sein, aber selbstverständlich nicht in allen Fällen. Manche Menschen verhalten sich automatisch so, wie es ihnen entspricht; somit leben sie in Harmonie und gehen nur harmonische Beziehungen ein. Sie können vielleicht fünf Liebesbeziehungen gleichzeitig eingehen. Daß diese harmonisch sind, wird man daran erkennen, daß sich keine externen Probleme zwischen und mit den anderen Partnern ergeben. Der Schlüssel zur Harmonie liegt immer in euch selbst: Seid ihr bei allem, was ihr tut, in Harmonie, eins mit euch selbst, so werdet ihr auch harmonische Beziehungen schaffen. Diese Sichtweise mag euch radikal vorkommen – doch sie allein kann euch in euren vielfältigen Problemen helfen. Alles andere kratzt nur an der Oberfläche.

Gibt es noch andere Bereiche der Sexualität, zu denen ihr Fragen habt?

HEINZ: *Läuft jemand, der gleichzeitig mehrere sexuelle Beziehungen eingeht, nicht Gefahr, gefühlsmäßig abzustumpfen?*

SAFI: Das hängt nicht davon ab, wie viele sexuelle Beziehungen du hast, sondern wie du sie *erlebst*. Wenn du in der Lage bist, jede einzelne von ihnen in jedem Augenblick ganz und gar mit Leben zu erfüllen, in jeder einzelnen ganz aus der Wahrheit des Augenblicks zu leben und in jeder einzelnen danach trachtest, mit dir selbst und deinem Partner in Übereinstimmung zu kommen, so wirst du dich und deine Partner bereichern. Wenn du aber nicht aus der Wahrheit und der Fülle des Augenblicks lebst, wenn du nicht in der Lage bist, jede einzelne Beziehung immer wieder mit Leben zu füllen, wenn du all diese Augenblicke ungenutzt verstreichen läßt – dann mag es sein, daß du abstumpfst. Es ist sogar sehr wahrscheinlich. Genügt dir diese Antwort?

HEINZ: *Ja. Danke.*

SAFI: Es sieht so aus, als würden wir hier Unmoral predigen. Das können wir nicht ändern. Unsere Moral könnte man auf einen Nenner bringen: *Seid ihr selbst. Und seid sehr wahrhaftig dabei.*

HEINZ: *Wird man dabei nicht rücksichtslos?*

SAFI: Der Weg, den wir zu skizzieren versuchen, ist kein oberflächliches Unterfangen. Wie ihr vielleicht schon gemerkt habt, ist er alles andere als leicht zu gehen. Es gibt Wege, die euch weitaus schwieriger und härter erscheinen, weil sie euch in eine bestimmte Richtung zwingen; dennoch ist es für euch am Anfang weitaus einfacher, ihnen zu folgen, als zu versuchen, euch selbst unter all dem Gestrüpp von Gewohnheiten, Vorstellungen, Befürchtungen und dergleichen zu entdecken. Wenn ihr unseren Empfehlungen folgen wollt, dann solltet ihr dabei aufmerksam und gründlich sein, und nicht oberflächlich.

Was wir vorschlagen, ist nicht Rücksichtslosigkeit, auch wenn es so erscheinen mag. Wir empfehlen euch, zunächst einmal euch selbst überhaupt zu entdecken, euch selbst von euren Krusten zu befreien. Dann erst könnt ihr den lebendigen Strom der Liebe in euch entdecken und fühlen. Und erst dann wird er durch euch hindurch zu anderen Menschen fließen können. Auf diesem Weg der Selbstfindung mag es Etappen geben, wo ihr euch sehr egoistisch vorkommt, vielleicht auch einmal rücksichtslos. Seht darin notwendige Schritte auf dem Weg, euch selbst zu entdecken unter all dem Schutt, unter dem ihr euch begraben habt. Habt ihr noch Fragen zum Thema Treue?

ANTJE: *Betrachten wir zum Beispiel ein verheiratetes Paar mit Kind. Sie ist Hausfrau, er ist berufstätig und kommt mit vielen Menschen zusammen. Mit der Zeit entwickelt er das Bedürfnis, auch mit anderen Frauen Beziehungen einzugehen. Seine Frau aber hat den Wunsch, treu zu sein und einen treuen Mann zu haben. Sie leidet also unter der Situation.*

SAFI: Das muß nicht zwangsläufig so sein. In Wahrheit könnte die Frau durchaus ebenfalls polygame Bedürfnisse haben, sich darüber aber nicht im klaren sein; oder sie unterdrückt ihre Sehnsüchte, weil sie ihren Mann in der Hand hat, wenn sie ihm Schuld zuweisen kann.

Möglich ist ebenso, daß der Mann seine Bedürfnisse falsch einschätzt. Vielleicht sucht er im Grunde gar nicht nach *sexuellen* Kontakten mit anderen Frauen – sondern nach intensiven Begegnungen, nach neuen Sichtweisen, nach anderen psychologischen Strukturen, anderen Energien, was auch immer. Könnte er diese Bedürfnisse als solche erkennen, so wäre er vielleicht durchaus fähig, sie zu befriedigen, ohne die eheliche Treue zu brechen. Oft sehen die Menschen eben nicht klar genug, weil sie nicht auf die Idee kommen, ihre Impulse in Frage zu stellen und aus ihren Denkgewohnheiten auszubrechen. Wer ein Leben lang gewohnt ist, sich auf bestimmten Schienen zu bewegen, kommt nicht auf die Idee, daß er sich auch außerhalb dieser Schienen frei bewegen kann, ohne in Lebensgefahr zu geraten.

ANTJE: *Hinzu kommt noch, daß viele Menschen unter dem Eindruck von Büchern, Zeitschriften und Filmen die sexuelle Freizügigkeit geradezu als ein Muß betrachten. Sie kommen sich minderwertig vor, wenn sie sich auf sexuellem Gebiet nicht sehr vielfältig betätigen.*

SAFI: Auch in bezug auf solche Menschen vertreten wir einen radikalen Ansatz. Wer einen Hauptsinn seines Lebens darin sieht, sich in vielfältiger Weise mit vielen Partnern sexuell zu betätigen, dem können wir nicht viel sagen. Mag er es tun oder lassen – es ist nicht unser Thema. Viel wichtiger ist uns die Frage: Entspricht Polygamie wirklich euren inneren Bedürfnissen? Seid ihr dabei wirklich mit euch eins? Ihr werdet feststellen, daß es nur wenige Menschen gibt, die dies aufrichtig bejahen können. Denn im großen und ganzen entspricht Polygamie nicht der menschlichen Natur.

HEINZ: *Ich glaube das auch. Viele Menschen handeln wahrscheinlich gegen ihre eigene Natur, ohne sich dessen bewußt zu sein.*

SAFI: Sie fallen Vorstellungen zum Opfer, die sie nicht in Frage stellen, anstatt ihren eigenen Bedürfnissen zu folgen. Das echte eigene Bedürfnis könnte zum Beispiel das Bedürfnis nach sexuellem Kontakt sein. Dieses Bedürfnis kann, wenn es ungestillt bleibt, viele Probleme verursachen. Ein Bedürfnis aber nach *vielfältigem* sexuellem Kontakt mit *vielen* Partnern wird bei kaum einem Menschen als wirklich primäres eigenes Bedürfnis vorhanden sein. Das Urbedürfnis ist das nach Sexualität; und das ist gekoppelt mit einem weiteren Urbedürfnis, nämlich dem Wunsch nach Einheit. Und für euch Menschen ist die Sexualität ein Schlüssel zur Einheit, die auf zunächst ganz körperliche Weise erfahren werden kann. Wenn ihr diesen Schlüssel richtig nutzen würdet, könnte er euch viele neue Erlebnisschichten und Perspektiven auf dem Weg zur Einheit eröffnen. Dazu braucht ihr nicht mehrere Sexualpartner zugleich.

Habt ihr bis hierhin noch Fragen?

HEINZ: *Wie kann man sich von tiefsitzenden, fremdbestimmten Vorstellungen befreien? Das ist leichter gesagt als getan!*

SAFI: Deshalb lautet unser Ansatz: Arbeite nicht an deinen Vorstellungen, in der Absicht, sie aufzugeben und loszuwerden. Sobald du dies tust, kämpfst du mit ihnen – und diese Auseinandersetzung erlaubt es ihnen, in deinem Geiste mehr und mehr Raum einzunehmen. Verstehst du? Laß statt dessen die Vorstellung außer acht und geh an die Wurzel! Geh in dich, geh in die tiefste Schicht in dir, die dir zugänglich ist, und mache sie dir bewußt. Dann werden die Vorstellungen von selbst zerplatzen wie Seifenblasen.

Denken wir zum Beispiel an eine sehr stark fremdbestimmte Person, die sich leiten läßt von gesellschaftlichen Vorstellungen, von den Meinungen ihrer Freunde oder ihrer Eltern oder von wem auch immer. Wir würden ihr nicht empfehlen, diese Vorstellungen im einzelnen zu bekämpfen. Das wäre sehr schwer. Wir würden ihr vielmehr empfehlen, in sich zu gehen und herauszufinden, wer sie ist, was sie wünscht, was sie befürchtet, was sie erhofft – und dabei sehr ehrlich und sehr liebevoll zu sich selbst zu sein. (Denn nur, wenn sie es sehr liebevoll tut, wird sie sehr ehrlich sein.) Sie wird dann an eine tiefere Schicht ihrer eigenen Realität herankommen; diese Schicht hat so viel erkennbare Substanz, daß die Vorstellungen sich als Seifenblasen erweisen werden, die keine Kraft mehr haben. Denn diese Person ist nun mit ihrer *eigenen* Kraft verbunden. Fremde Vorstellungen können nur Macht haben über Menschen, die nicht mit ihrer eigenen Kraft verbunden sind. Und du kannst nur lernen, dich mit deiner eigenen Kraft zu verbinden, wenn du dich mit dir selbst wirklich verbündest – das bedeutet: wenn du dir selbst all das wirklich zugestehst, was du bist, wünschst, brauchst, aber auch befürchtest. Du stößt dann auf Grund. Du hast Boden unter den Füßen.

HEINZ: *Wie aber ergeht es einem Menschen, nachdem er seine bisherigen fremdbestimmten Vorstellungen über Partnerschaft und Sexualität über Bord geworfen hat? Steht er nicht vor einem Nichts? Braucht er nicht irgend etwas für seine neuen Vorstellungen darüber?*

SAFI: Du brauchst *nichts* für die Vorstellung – außer dich *selbst*. Das ist alles. Denn alles weitere kommt *von selbst* – aus den Tiefen deines Selbst. Dann wirst du in der Lage sein, deine wirklichen Bedürfnisse zu erkennen und zu befriedigen. Und sobald du das tust, kommst du in deiner Entwicklung einen sehr großen und wichtigen Schritt voran. Denn genau darauf beruht ja die Dynamik eurer Entwicklung schlechthin: Die Bedürfnisse, die aus euren eigenen Tiefen aufsteigen, bestimmen ihre Richtung und sind ihre Triebkraft.

HEINZ: *Dabei wird mir klar, wie gefährlich gewisse Bücher sind. Wenn zum Beispiel ein junger Mensch die Bücher des Marquis de Sade liest und sich von diesen fremden Vorstellungen so sehr prägen läßt, daß er ihnen folgt, weil er davon überzeugt ist, auf diese Weise eine wirkliche Grenzerfahrung zu machen …*

SAFI: Viele Menschen begeben sich ›unbewußt freiwillig‹ tief hinein in fremde Vorstellungen. Sie haben Gründe dafür: keine logischen Gründe, aber gute. Einer von diesen Gründen mag sein, daß sie Angst haben vor dem Nichts, vor der Leere ihres eigenen

Selbst zu stehen. (Viele andere Gründe gibt es, aber das würde zu weit vom Thema wegführen.) Auf dem Umweg über fremde Vorstellungen lernen sie jedoch immerhin eine ganze Menge. Ist es nicht bei allen Umwegen so – auch bei deinen eigenen? Auch deine Umwege hatten für deine Entwicklung eine wichtige Funktion. Solche Umwege sind dekorative Schleifen im Gesamtgewebe eures Lebens. Aber ihr müßt wissen, wann ihr eine solche Schleife vollendet habt und euch auf eine gerade Strecke begeben könnt. Jetzt ist für viele von euch die Zeit der geraden Strecke gekommen. Auf ihr werdet ihr unendlich viel glücklicher sein und mehr Sensationen erleben als auf euren sensationellen Krummstrecken.

Je mehr ihr euch von fremden sexuellen Vorstellungen bestimmen laßt, desto tiefer erschreckt ihr über das Nichts, vor dem ihr steht, wenn ihr euer Menschsein in seiner Nacktheit entdeckt, entblößt von all diesen Vorstellungen. Aber beglückwünscht euch zu diesem Erschrecken. Sobald ihr nämlich Boden unter den Füßen habt und den Kopf leer von Vorstellungen, kann sich euer inneres Selbst über eure wahren Bedürfnisse und Wünsche äußern; darüber hinaus kann die Kraft der Erde durch euch absolut ungehemmt und frei wirken und sich manifestieren – auch in sexueller Hinsicht. Denn ihr habt euch dann mit euch selbst verbunden.

Noch Fragen für heute?

ANTJE: *Könnt ihr zum Thema Ehescheidung etwas sagen? »Was Gott zusammengefügt hat«, heißt es, »soll der Mensch nicht scheiden.« Viele Menschen sind davon überzeugt, daß die Ehe als Sakrament, vollzogen in Gottes Gegenwart und von Gott gewollt, nicht getrennt werden darf.*

SAFI: Gewaltige Mauern haben die Gefängnisse, die ihr euch aus diesen Worten erbaut habt! Diese Worte sind sehr wahr, wurden jedoch ein bißchen falsch übersetzt und interpretiert: Nicht was Gott zusammengefügt hat, *soll* der Mensch nicht scheiden, sondern *kann* der Mensch nicht scheiden!

Welche Beziehung auch immer sozusagen im Himmel geschlossen wurde, in einem Bereich jenseits von Raum und Zeit, sie hat Bestand – sei es eine Ehe oder eine Freundschaft. Ihr könnt sie nicht scheiden. Ihr könnt es rein äußerlich beenden, indem ihr in eurem körperzentrierten Leben verschiedene Entwicklungsrichtungen einschlagt. Aber eure Wesen werden verbunden bleiben. Dies kann der Mensch tatsächlich nicht scheiden. Es handelt sich aber weder um ein Gebot noch um ein Verbot, sondern um eine *Tatsache.*

Anders liegen die Dinge, wenn ihr ein Gelübde ablegt, wie ihr das etwa bei einer kirchlichen Heirat tut. Damit verpflichtet ihr euch vor euch selbst und vor dem anderen. Dies hat starkes Gewicht innerhalb eurer Psyche. Wenn ihr euch nun scheiden lassen wollt, müßt ihr unbedingt dieses Gelübde aufheben, vor euch selbst und vor dem anderen. Sonst könnt ihr nicht mehr in Frieden mit euch selbst leben. Ihr habt dann ein Versprechen, das ihr gegeben habt, nicht erfüllt. Ihr seid allerdings frei, euch von diesem Versprechen zu entbinden. Aber das solltet ihr euch selbst zuliebe *ausdrücklich* tun. Wenn ihr religiös seid und an einen Gott glaubt, der außerhalb von euch selbst ist, dann sprecht mit ihm und bittet ihn, euch von diesem Gelübde zu entbinden. Ihr könnt sicher sein, daß er euch losspricht von einer Bindung, die nicht mehr erwünscht ist!

ANTJE: *Darf ich eine Zwischenfrage stellen? Soeben spracht ihr vom Glauben ›an einen Gott, der außerhalb von euch ist‹. Gott ist natürlich im Innern. Aber da Gott alles ist, was existiert, ist er doch auch außen.*

SAFI: Das ist eine Interpretation. Du sprichst aus einem Teil deines Bewußtseins heraus, der sich (mit gutem Grund!) begrenzt hat, abgespalten von dem Ganzen. Du aber bist das Ganze. Es ist alles in dir enthalten. Es ist nicht außen. Das kannst du zunächst nur entdecken, wenn du in der Meditation das, was du als Außenwelt kennst, verschwinden läßt, indem du deine Sinne gegen sie verschließt. Du kannst aber ebensogut zu einem persönlichen Gott außerhalb deiner selbst sprechen, und er wird dir antworten.

ANTJE: *Ich höre seine Antwort nicht.*

SAFI: Er antwortet dir immer, jeden Tag, überall. Alles ist Antwort! Was wir sagen, ist Antwort. Was Heinz sagt, ist Antwort. Was du in einem Buch findest, ist Antwort. Was dir geschieht, ist Antwort. Der Vogel, der vorbeifliegt, ist Antwort. Wer Augen hat zu sehen und Ohren hat zu hören, der hört und sieht überall die Antwort.

Vielleicht wäre es wichtiger, etwas zur Frage der Eheschließung zu sagen als zur Frage der Ehescheidung. Denn das eine ergibt sich aus dem anderen.

Es gibt, soweit wir das überblicken können, zwei Arten von Ehe. Die eine ist eine Lebensgemeinschaft, die aus praktischen Gründen geschlossen wird: sei es, um Geld zu sparen, sei es, um den Kindern innerhalb der Gesellschaft den geeigneten Raum zu bieten, sei es, um als Paar von der Gesellschaft akzeptiert zu werden. Das alles sind gute Gründe. Diese Ehe könnten wir eine ›irdische Ehe‹ nennen. Dann gibt es die Ehen, die ›im Himmel geschlossen‹ werden. In ihnen bekennen sich zwei Menschen zueinander, die festgestellt haben, daß sie als Paar zusammengehören, und dies vor sich selbst, vor Gott und vor den Menschen bekräftigen möchten.

Aus unserer Perspektive (die ihr euch nicht zu eigen machen müßt, denn wir müssen nicht unter euren Begrenzungen leben) möchten wir eigentlich raten, nur die zweite Art von Ehe einzugehen. Schließt keine ›irdische‹ Ehe. Denn diese ist es, die euch meistens in Schwierigkeiten bringt und mit ziemlicher Sicherheit zu Krach und Scheidung führt. Ihr lebt nicht mehr in der Welt, in der es möglich war, eine rein pragmatische Lebensgemeinschaft zwischen Mann und Frau zu gründen und ein Leben lang aufrechtzuerhalten. Das Umfeld entspricht dem nicht mehr, die Erziehung nicht, eure Filme nicht, die Literatur nicht – alles treibt euch dazu, die *wirkliche* Ehe zu suchen. Und diese solltet ihr nur schließen, wenn ihr sie wirklich gefunden habt. Andernfalls erlaubt es euch eure Gesellschaft ja durchaus, ohne Trauschein und kirchlichen Segen zusammenzuleben und sogar Kinder großzuziehen, ohne daß diese einen Nachteil davon haben.

Das Gelübde, das ihr einander ablegt, wenn ihr heiratet, hat große Kraft. Diese Kraft kann sich gegen euch richten, wenn ihr dagegen verstoßt. Dadurch entsteht viel Leid zwischen Menschen. Deshalb verzichtet lieber darauf, es zu geben, wenn ihr nicht hundertprozentig sicher seid, daß ihr es halten könnt. Wenn ihr eine Verpflichtung nicht einhaltet, die ihr euch selbst gegenüber eingegangen seid, dann werdet ihr (wenn auch ›nur‹ unbewußt) sehr böse auf euch selbst. Schon allein das verursacht Disharmonie in euch und damit natürlich auch in eurer Partnerschaft. Also seid lieber vorsichtig damit.

Wenn ihr aber heiratet, wenn ihr meint, den richtigen Partner gefunden haben, und wenn ihr einander liebt – dann habt keine Angst, euch dieses Gelübde zu leisten! Gebt euch einander ganz und gar, habt keine Angst – und wißt, daß ihr das Versprechen wieder aufheben könnt.

Dies alles sind keine geheimnisvollen magischen oder religiösen Gesetze. Was wir beschreiben, liegt in euch selbst – ihr seid es.

Damit schließen wir für heute. Wir segnen euch alle.

Die innere Stimme · Unglückliche Ehen · Folgt eurem inneren Selbst! · Verliebtheit als Weg · Der große Bewußtseinswandel

Viele Menschen, die dieses Buch lesen werden, haben sich bereits mit mehr oder weniger Erfolg durch ihre psychischen Probleme hindurchgearbeitet oder hindurchgequält. Uns liegt nicht daran, ihnen auf der psychologischen Ebene therapeutische Hilfestellung zu geben. Vielmehr durchstoßen wir diese Schicht und gehen an die Wurzeln. Deshalb mögen viele unserer Aussagen auf den ersten Blick sehr einfach wirken, für manche Menschen vielleicht zu einfach. Wir können euch nur empfehlen: Probiert es aus. Ihr werdet sehen, es gibt nichts Tiefergehendes und Radikaleres als die von uns vorgeschlagene Sichtweise.

HEINZ: *Mir fällt es schwer, meine innere Stimme zu erkennen. Denn eigentlich höre ich mehrere ›innere Stimmen‹. Die eine sagt beispielsweise: »Bleibe bei einem bestimmten Partner und löse mit ihm die gemeinsamen Probleme!« Eine andere Stimme sagt: »Dieser Fall ist erledigt.« Woran erkenne ich die richtige?*

SAFI: Zunächst einmal haben alle inneren Stimmen ihre Existenzberechtigung, auch diejenigen, die nicht die eigentliche ›innere Stimme‹ sind.

Folgendes Verfahren würde dir allerdings den Umgang mit ihnen wesentlich erleichtern: Prüfe zunächst, welche Stimme welchen Hintergrund hat, welchen Beweggrund. Nimm an, die Stimme sagt dir: »Ich muß jetzt mit diesem Menschen durch dick und dünn gehen. Auch wenn dies unangenehm ist, so muß ich doch weitermachen.« Nimm weiter an, eine andere Stimme rät dir das Gegenteil. Dann horche kurz auf beide und überprüfe ihren Hintergrund; ein solcher ist immer da und liegt immer offen zutage. Du weißt es. Du mußt nur auf die Idee kommen, ihn zu hinterfragen: »*Warum* sagst du das?« Deine innere Stimme wird dir Auskunft darüber geben. Sie wird dir vielleicht sagen: »Weil ich gelernt habe, daß man durchhalten muß.« Oder sie wird dir etwas anderes sagen. Dann kennst du die Hintergründe. Denke nun nicht weiter darüber nach, sondern vergiß das ganze Problem für eine bestimmte Zeit. Am besten setzt du dir dafür eine Frist: eine Woche, vierzehn Tage, einen Monat, ein Jahr.

Während dieser Zeit tue alles, was du willst, aber denke von diesem Problem weg, wann immer es in deinem Kopf auftaucht.

Nachdem die festgesetzte Frist abgelaufen ist, wirst du sehr klar und einfach wissen, welches die richtige Stimme war. Du wirst noch nicht einmal darüber nachdenken müssen. Es wird keinerlei Problem mehr bestehen.

Ist das eine Antwort auf deine Frage?

HEINZ: *Ja. Aber für einen Menschen, der sich sehr danach sehnt, in eine bestimmte Richtung zu gehen, kann das eventuell sehr schwer zu akzeptieren sein.*

SAFI: Wenn ein Mensch sich sehr von seiner Sehnsucht gedrängt fühlt, in eine bestimmte Richtung zu gehen, dann soll er ihr folgen. So einfach ist das. Sie wird ihn dorthin führen, wo er hingelangen muß und will.

Es kann allerdings sein, daß euch eure Sehnsucht an einen Ort führt, an den ihr vorher nicht gedacht habt; in eine unangenehme Situation etwa. Vielleicht liegt aber gerade in dieser unangenehmen Situation derjenige Schlüssel verborgen, den ihr gerade benötigt.

ANTJE: *Uns alle beschäftigt eine Frage sehr: Warum gibt es so viele unglückliche Ehen, die dennoch lange halten? Was steckt dahinter, wenn Menschen, die miteinander offensichtlich kreuzunglücklich sind, dennoch zusammenbleiben?*

SAFI: Es gibt Fälle, die wir nach euren gängigen Vorstellungen als karmische Verwicklungen bezeichnen können. Dabei wiederholen sich Beziehungen gewissermaßen kompensatorisch in umgekehrter Weise, in immer neuen Variationen. Die Partner haben einerseits anscheinend ›gute Gründe‹ für ihr Verhalten, andererseits haben sie sich in die Automatik dieses Beziehungsmusters so sehr verstrickt, daß sie es noch nicht schaffen, es aufzulösen. Zur Zeit gibt es viele Paare, die ihre Verhaltensmuster gewissermaßen auf die Spitze treiben, um sie dann auf einmal brechen zu können. Dann geht es meist darum, daß einer der Partner über kurz oder lang gezwungen ist, ein Verhalten zu entwickeln, das nicht dem gewohnten Muster entspricht, um die Situation auflösen zu können.

Hinter einer solchen Verwicklung steht selbstverständlich eine Beziehung aus Freundschaft und Liebe und eine Kooperation, ähnlich wie in einem Schachspiel, in dem die Gegner letztlich kooperieren. Das sollte dabei nie übersehen werden. Meist sind die Parteien aber nicht in der Lage, dies bewußt zu erfassen. Ihr könnt aber davon ausgehen, daß sie sich auf anderen Ebenen ihres Bewußtseins regelmäßig treffen und den nächsten Schritt absprechen. Solche Treffen habt auch ihr gehabt und werdet sie haben. Aber euch wird es leichter fallen als vielen anderen Menschen, euch diese Treffen bewußt zu machen oder sie sogar in das Wachbewußtsein einzubeziehen.

Um auf Problemverbindungen zurückzukommen: Manchmal geht es gar nicht darum, die richtige Lösung des Problems zu finden, sondern irgendeine Lösung. Jeder Beteiligte muß einen Schritt tun, der aus dem alten Muster hinausführt. Der Schritt *kann* in die Familie hineinführen oder aus ihr heraus; es gibt viele Möglichkeiten. Wichtig ist nur, daß jede der beteiligten Personen einen für sie selbst unkonventionellen, neuartigen Schritt tut, welcher Art auch immer er sein mag. Dies wird dann ein Schachzug sein, der die Struktur des ganzen Spiels verändert. Wer den ersten Schritt tut, leistet Pionierarbeit: Er schafft dadurch eine veränderte Situation und macht den Mitspielern die Sache leichter.

ANTJE: *Ja. Das Problem ist nur, daß dies den handelnden Personen meist nicht bewußt ist.*

SAFI: Um so besser. Denn oft schon werdet ihr selbst festgestellt haben, daß ihr euch durch irgendeinen Schritt in eine bestimmte Situation gebracht habt, ohne genau zu wissen, warum. Wenn ihr diese Situation im nachhinein betrachtet, stellt ihr fest, daß euer scheinbar unbewußter Schritt sehr wichtig und richtig war.

›Unbewußt‹ ist eigentlich ein unkorrekter Ausdruck. Unbewußtes gibt es nicht. Alles ist nicht nur von Bewußtsein durchdrungen, sondern alles *ist* Bewußtsein. Auch das Unterbewußtsein ist Bewußtsein: Es weiß und handelt entsprechend dem, was es weiß. Eure Aufgabe ist es, Bewußtsein, Überbewußtsein, Unterbewußtsein und die vielen anderen Schichten eures Bewußtseins zu integrieren, harmonischer zusammenwirken zu lassen; und euch Zugang zu jener übergreifenden, übergeordneten und gleichzeitig allem zugrunde liegenden Schicht des Bewußtseins zu verschaffen, die kontinuierlich ist, den Über- und Durchblick hat und immer alles weiß und sieht: eurem wahren Selbst.

ANTJE: *Ist damit das sogenannte höhere Selbst gemeint?*

SAFI: Das ist nicht ganz unsere Terminologie. Wir würden eher vom ›inneren Selbst‹ sprechen. Es koordiniert und leitet alles. Ihm könnt ihr vertrauen. Es schickt euch Wünsche, Sehnsüchte und Handlungsimpulse. Es kommt nicht so sehr darauf an, daß ihr das alles mit dem Verstand durchschaut. Wichtiger ist, daß ihr euch der Abläufe bewußter werdet, sie aufmerksam wahrzunehmen lernt.

ANTJE: *Ist dieses innere Selbst nicht durch den Körper begrenzt?*

SAFI: Es ist durch nichts begrenzt.

ANTJE: *Dann entspricht es doch dem, was wir unter ›höherem Selbst‹ verstehen, wenn es damit auch nicht ganz richtig ausgedrückt ist.*

SAFI: Es ist nicht falsch ausgedrückt. Aber wir glauben, daß das Bild des ›inneren Selbst‹ euch dienlicher ist. Das Bild des ›höheren Selbst‹, das irgendwo da oben, außerhalb von euch angesiedelt ist, kann zu vielen Mißverständnissen führen. Das Innere könnt ihr nur *in* euch suchen und es deshalb in eurer Vorstellung nicht so leicht von euch abtrennen wie das Höhere.

Kommen wir auf unglückliche Partnerschaften zurück. Bedenkt dabei, daß unter der Oberfläche solcher Beziehungen und der sie prägenden Vorfälle fast immer eine andere Struktur liegt, die ihr mit bloßem Auge nicht wahrnehmen könnt. Ihr könnt aber lernen, sie zu erfassen, wenn ihr euch damit beschäftigt. Dazu müßt ihr zunächst einmal akzeptieren, daß hinter allem etwas ganz anderes steht: etwas, das für euch nicht sichtbar ist, aber sichtbar werden kann. Eure Augen müssen sich umstellen, wenn ihr das wünscht. Vertraut darauf. Ihr könnt es wahrnehmen.

Als zweite wichtige Voraussetzung dafür, unter die Oberfläche einer unglücklichen Beziehung zu sehen, müßt ihr euch eine neue Sichtweise zu eigen machen: »Auch in Situationen, unter denen wir leiden, befinden wir uns mit gutem Grund und keineswegs ganz und gar unbewußt oder ungewollt.« Aus dieser Perspektive werdet ihr bereits viel mehr verstehen.

Ein hilfreiches Modell für Beziehungen sind Spiele: ein Schachspiel, ein Fußballspiel oder was immer. Betrachtet eine gegebene Situation als Spielsituation, und ihr werdet leichter herausfinden, welcher Zug gerade getan werden muß.

HEINZ: *Das klingt gut. Sonst bleibt nämlich letzten Endes oft nur zu sagen: Zwei Menschen verkeilen sich ineinander, und das hat seine Gründe, die ihrerseits noch tiefere Gründe haben, und damit fertig …*

SAFI: Wir wollen euch im Gegenteil helfen, in solchen Situationen klarer zu sehen – gleichgültig, ob sie nun euch selbst betreffen oder andere. Natürlich *genügt es nicht,* zu sagen: »Es wird schon gute Gründe haben.« Dieser Satz ist nur ein Hilfsmittel, um klarer zu sehen. Wenn ihr eine gegebene Situation anschaut, macht euch folgende Voraussetzungen klar. Erstens: Es wird schon gute Gründe haben; zweitens: Es handelt sich um eine Spielsituation – vielleicht eine, die in irgendeiner Weise verfahren ist. Überlegt dann: Welcher Zug muß von welchem Spieler getan werden? Dann wird das Ganze sehr viel leichter zu verstehen sein.

Zwei Dinge spielen hier zusammen. (Eigentlich ist es ein Ding, wie ihr gleich sehen werdet.) Wenn ihr hier den Spieler seht *[dabei zeichnet Safi einen Punkt in die Luft]*, dann habt ihr hier die Strömung, die ihn in die Situation gebracht hat *[zeichnet eine Linie, die zu dem Punkt hinführt]*, und hier den Spielzug, der ihn wieder hinausführt *[zeichnet eine Linie, die von dem Punkt wegführt]*, in diese oder jene Richtung. Das eine hat ihn vermeintlich in diese Situation hineingeschubst, das andere muß er sich vielleicht selbst ausdenken, um wieder rauszukommen. Tatsächlich ist es aber ein Strom *[zeichnet eine durchgehende Linie]*. Eure Kunst wird sein, zu erkennen, daß es ein Strom ist, und daß ihr euch von ihm sicher tragen lassen könnt. Das könnt ihr aber nicht, ohne zuvor viel über die Natur des Spiels zu lernen, und auch nicht, ohne zu lernen, euren eigenen Teil darin möglichst gut und geschickt zu spielen. Später werdet ihr dann entdecken, daß euch das nur möglich gewesen ist, weil ihr euch von eurem innersten Wissen habt tragen lassen. Damit entdeckt ihr, daß ihr *in* dem Strom seid, und aufhören könnt zu arbeiten, zu planen; ihr werdet euch von dem Strom tragen lassen. Bis dahin aber sind es für euch zwei Ströme, und es ist gut, sie genau zu beleuchten. Erstens: Welcher Strom hat mich oder X in diese Situation gebracht? Beleuchtet dies nicht nur psychologisch, sondern geht tiefer: Welche Beweggründe liegen dahinter, was will hier gelernt, was will erfahren oder ausprobiert werden? Und zweitens: Was kann mich oder X aus dieser verfahrenen Situation herausbringen? Welcher Spielzug ist jetzt am geschicktesten, am elegantesten, entspricht meiner Natur am ehesten oder ist am besten geeignet, meine bisherigen Verhaltensmuster aufzubrechen?

ANTJE: *Mit kühlem Kopf Spielregeln und Zusammenhänge zu erkennen ist nicht leicht, wenn man in Gefühlen steckt!*

SAFI: Wenn ihr die Spielsituation nur mit eurem Verstand beurteilt, ist das sehr oberflächlich. Der Verstand ist die äußerste Oberfläche, die euch zugänglich ist. Das Spiel ist das Ganze. Gefühle, körperliche Empfindungen, viele Ebenen sind im Spiel. Ihr müßt sie alle einbeziehen. Nur der Anfang ist schwer, alles andere wird sehr einfach sein. Die Gefühle sind überhaupt der wichtigste Faktor in dem Spiel. Du kannst sie nicht umgehen. Du mußt mit ihnen arbeiten. *Mit* ihnen tust du deine Spielschritte.

Nimm deine Gefühle ernst. Sie haben sehr tiefe Wurzeln, tiefe Gründe und eine sehr wichtige Funktion. Aber abgesehen von Funktionen, Wurzeln und Gründen wollen sie auch *erlebt* werden. Sie sind sehr wichtige, elementare Bestandteile des Lebens, elementarer als Gedanken, lebendiger erlebbar und deshalb eurem Wesenskern näher. Wie überhaupt alles, so haben auch Gefühle zwei Seiten: Einerseits haben sie ihren Wert in sich; andererseits haben sie ihre Funktion. Sie sind, wir wiederholen das, Schubkraft und Wegweiser für eure Entwicklung.

Inwiefern? Eure Persönlichkeit innerhalb dieses raumzeitlichen Rahmens entwickelt sich nicht gleichmäßig rundum. Das heißt, ihr braucht einen Kompaß für eure Entwicklung, etwas, was euch die Richtung gibt, den Weg zeigt; und das sind unter anderem eure Gefühle. Wenn ihr euch nach etwas sehnt, besteht diese Sehnsucht zu Recht, und ihr könnt ihr ruhig folgen. Sie trägt euch zu eurem nächsten Entwicklungsschritt – nicht unbedingt dahin, wo ihr hinmöchtet, aber mit Sicherheit in die richtige Richtung. Folgt ihr. Alles andere kann euch immer nur kurzfristiges und oberflächliches Glück verschaffen.

Lernt um! Ihr werdet sehen, das Leben wird dadurch viel einfacher. Ihr müßt lernen, euch selbst zu vertrauen, anstatt euch herumzudirigieren.

ANTJE: *Ist dieses Selbstvertrauen identisch mit Gottvertrauen, mit einer Haltung, wie sie in der Bitte zum Ausdruck kommt: »Dein Wille geschehe«?*

SAFI: Eure Taten strafen euch Lügen. Oft sagt ihr: »Dein Wille geschehe, bitte, lieber Gott, mach doch« – aber ihr laßt ihn nicht machen!

ANTJE: *Aber man versucht es. Auch wenn man Fehler macht, kann es doch der tiefste Wunsch sein …*

SAFI: Wenn ihr es ernst meint, dann lernt ihr, euch selbst zu trauen. Dann wißt ihr auch, daß Gott nicht irgendwo da draußen sitzt und über euch bestimmt, sondern daß er tief in euch sitzt.

Eure elementarsten Wünsche, Sehnsüchte, Bedürfnisse sind nichts als die Stimme Gottes, der euch führen will. Lernt, ihnen zu trauen! Vertraut ihnen mehr als jedem Lehrer, mehr als allem, was ihr je gelesen, euch je zurechtkonstruiert habt! Zerschlagt das alles! Folgt euren Wünschen, euren Sehnsüchten, euren Bedürfnissen, aber seid sehr wahrhaftig dabei und nicht oberflächlich. Wir sagen damit *nicht:* Folgt jedem Impuls.

Im Grunde müßten wir sagen: Folgt dem Wunsch hinter dem Wunsch! Aber das ist in vielen Fällen zu schwierig. Wir geben ein Beispiel: Jemand ist in einen anderen Menschen unsterblich verliebt; er wünscht sich nichts sehnlicher, als mit diesem zusammenzusein, in seine Augen zu sehen, in seinen Armen zu liegen, was auch immer. Der andere will aber nicht. In einem solchen Fall würden wir euch nicht empfehlen: Folgt auf Teufel komm raus diesem Wunsch und macht euch über den anderen Menschen her. Wir würden vielmehr dazu raten: Finde den Wunsch *hinter* dem Wunsch – und verwirkliche *ihn.* Aber gleichzeitig können wir auch sagen: Folge deiner Sehnsucht, tu alles, was sie dir gebietet. Falls sie dich dazu treibt, hinter diesem Menschen herzulaufen, und dich dabei in ›unmögliche‹ Situationen zu begeben, folge ihr und tu es. Sie wird dich auf dem schnellsten Weg ans Ziel bringen; allerdings kann dieser Weg schmerzhaft sein. Der andere Weg, nämlich den Wunsch hinter dem Wunsch zu finden, steht nicht jedem Menschen in jeder Phase offen. Nicht immer ist euch nämlich klar, welcher Wunsch wirklich einem Oberflächenwunsch zugrundeliegt. Ihr könnt es herausfinden, aber *nur* dann, wenn ihr dabei eure Psychologiestudien vergeßt, die ihr eventuell betrieben habt, oder welche Studien auch immer. Es geht darum zu *fühlen,* und das könnt ihr nicht mit Hilfe eures angehäuften Wissens. So trivial das auch klingt: Fühlen könnt ihr nur, indem ihr fühlt. Der Wunsch ist da, und er ist fühlbar, wie Hunger und Durst. Aber er ist nicht mit dem Verstand auffindbar. Alles, was ihr mit dem Verstand anstellt, führt euch schnurstracks von diesem Wunsch weg.

Betrachten wir den Fall eines Menschen, der sich oft und gern verliebt. Ein Problem entsteht hier in unseren Augen erst dann, wenn der Betreffende mit diesem Zug seiner Persönlichkeit verquer ist, ihn nicht akzeptiert und dagegen Krieg führt. Wenn er dies nicht täte, würde er zwar, oberflächlich betrachtet, durch einige Katastrophen gehen und unangenehme Situationen verursachen; dennoch wäre es der für ihn angemessenste und schnellste Weg, um den Urwunsch zu erfüllen, der hinter dieser ständigen Verliebtheit steckt.

Wir wollen damit sagen: Stets ist ein *Grund*wunsch vorhanden, der in diesem Leben realisiert werden will. Nun sucht sich der Betreffende dasjenige Verhaltensmuster aus, welches am schnellsten, besten und gründlichsten zur Verwirklichung dieses Wunsches führen kann. In unserem Fall heißt das Verhaltensmuster ›Verliebtheit‹. Anstatt dieses Muster als Symptom einer Krankheit zu sehen, betrachten wir den zugrundeliegenden Wunsch als nützliche Schubkraft, die einerseits Energie zur Verfügung stellt und dieser Energie andererseits eine bestimmte Richtung gibt. Das Ziel in diesem Fall heißt *Liebe.* Der Weg, der zur Liebe führt, mag kurz oder lang, kurvenreich oder gerade sein – wenn wir nur der natürlichen Persönlichkeitsstruktur vertrauen und ihr erlauben, sich ihrem Wesen gemäß zu verhalten, dann wird sie dieses Ziel schnellstmöglich erreichen. Wenn der Betreffende aber von seiner Wesensstruktur abweicht – weil er vielleicht gelernt hat, daß das nicht gut sei –, macht er den Weg länger und schwieriger, da er dann obendrein noch in Konflikt mit sich selbst liegt.

Wir würden dir also raten: Wenn du das Bedürfnis hast, dich zu verlieben – geh ihm nach bis zum bitteren Ende, verliebe dich wieder und wieder. Du wirst dabei genau das erreichen, was du *im Grund*e erreichen willst; denn auf diesem Weg wirst du viele Schlüssel finden, mit denen du immer neue Türen öffnen kannst.

Wie gesagt: Dieser Weg mag zeitweise schmerzhaft sein. Wachstum ist oft mit Schmerzen verbunden. Doch die Freude überwiegt am Ende stets das Leid. Das wißt ihr immer, wenn ihr ein Stück gewachsen seid. Es ist wie bei einer Geburt: Wie schnell hat die Mutter ihre Schmerzen vergessen, wenn sie das Neugeborene erst einmal sehen, fühlen, streicheln kann!

HEINZ: *Wenn man ständig verliebt ist, erlebt man außer Leiden natürlich auch viele Freuden. Aber leider ist die Zeit der Leiden meist länger als die Zeit der Freuden.*

SAFI: Die Zeit wird eines Tages für euch zerfallen. Was übrigbleibt, läßt sich nicht in Zeiteinheiten messen, eher in Intensitätseinheiten. So könnt ihr fünfzig Jahre lang mit einem Menschen verheiratet sein und in ›Intensitätseinheiten‹ weniger erlebt haben als mit jemandem, den ihr vielleicht nur zwei Wochen gekannt habt. Was übrigbleibt, ist nicht die Zeit. Zeit zerfällt.

ANTJE: *Dazu möchte ich etwas fragen, was nicht ganz zu unserem Thema paßt. Viele Menschen haben heute das Gefühl, daß die Zeit schneller läuft als früher. Hängt das vielleicht mit irgendwelchen wirklichen Veränderungen zusammen?*

SAFI: Wir sehen Zeit als Struktur, als Raster innerhalb eures Bewußtseins. Zeit ist nichts, was außerhalb davon existiert. Verstehst du? Darin ist die Antwort schon enthalten. Euer Bewußtsein, euer Denken und Empfinden beschleunigen sich, dadurch beschleunigt sich der Zeitablauf. Diese Veränderung ist insofern wirklich, als Zeit innerhalb eures Bewußtseins *existiert* – zugleich aber unwirklich, weil Zeit *nur* dort existiert.

ANTJE: *Da ist dieses Gefühl von Gehetztheit, das viele Menschen heute empfinden. Man hat keine Muße mehr.*

SAFI: Diese Phase auf eurem Planeten geht dem Ende zu – und damit auch ein sehr großes und wichtiges Experiment. Es ist der Endspurt vor dem Ziel. Vieles will noch gebaut und erfunden, erdacht und verstanden werden. Ihr alle wißt, daß ihr dafür nicht mehr viel Zeit habt. Ihr beeilt euch aus gutem Grund.

ANTJE: *Wir beeilen uns, um diese Phase positiv zu Ende gehen zu lassen und nicht in einer riesigen Explosion?*

SAFI: Das ist eine Interpretation. Ihr beeilt euch, weil ihr euch viel vorgenommen habt, was ihr nur hier, nur innerhalb dieser Struktur, erledigen, erfahren, erreichen, tun könnt. Dazu gehört beispielsweise, daß viele von euch lernen möchten, innerhalb dieser Struktur den Brennpunkt ihres Bewußtseins zu verlagern, zu vervielfältigen, zu erweitern und für andere oder für das Kollektiv tätig zu sein. Viele haben sich das vorgenommen. Sie beeilen sich sehr, um das zu erreichen. Und weil sie sich zu sehr beeilen, stolpern sie auch.

Diese Phase ist sehr bald abgeschlossen. Anschließend muß euer Planet nicht unbedingt in die Luft fliegen, aber er könnte es tun. Aber wenn er es nicht tut, wird sich eine ebenso explosionsartige Umwandlung des Bewußtseins vollziehen. Das wißt ihr alle. Danach wird nichts mehr so sein, wie es vorher war. Deshalb beeilt ihr euch.

ANTJE: *Vollzieht sich dieser Bewußtseinswandel so oder so? Oder müssen wir bewußt daran mitarbeiten?*

SAFI: Ihr arbeitet daran mit.

ANTJE: *Ich weiß. Aber ich wollte fragen, ob es auf jeden Fall dazu kommen wird.*

SAFI: Das sind zwei Fragen, die wir nicht voneinander trennen können, verstehst du?

ANTJE: *Wenn es uns also nicht gelingt, unser Bewußtsein zu verändern, dann besteht die Gefahr, daß wir uns in die Luft jagen?*

SAFI: Vordergründig und kausal gedacht, hängen die Dinge tatsächlich so zusammen: Entweder die Menschen lernen, friedlich miteinander umzugehen und weniger egoistisch zu sein, oder sie werden den Planeten auf die eine oder andere Weise zerstören. Denn es ist der maßlose Egoismus, der verantwortlich ist für die maßlose Ausbeutung des Planeten – und beispielsweise auch für Waffen, die den Planeten in die Luft sprengen könnten.

Tatsächlich wird eine Phase bald zu Ende gehen und ein wirklicher Sprung stattfinden – daher die Beschleunigung. Es wird zum Ziel, zum Umbruch hin alles immer schneller, immer dichter – und dadurch auch immer gefährlicher. Gleichzeitig zu dieser Beschleunigung kommt es in anderen Hinsichten aber bereits wieder zu einer Verlangsamung. Das Ganze ist aber ein dynamisches und lebendiges Geschehen, bei dem Überraschung ein wichtiger Faktor ist. Deshalb solltet ihr nie zu sicher sein.

HEINZ: *Um auf unser Thema zurückzukommen: Könnte man grundsätzlich sagen, der Wunsch hinter dem Wunsch ist der Wunsch nach Liebe?*

SAFI: Das müssen wir differenzierter sehen. Letztlich ist dies der Wunsch eines jeden Wesens, das ein zentriertes Bewußtsein hat und sich somit in seiner Vorstellung von der Einheit abspalten kann, und das darüber hinaus auch physisch betrachtet aus der Einheit herausgefallen zu sein scheint. Letztlich hat also jedes Wesen dieser Art natürlich den Wunsch nach Liebe. Aber es gibt andere *Ur*-Wünsche als diesen. Mit einem Teil deines Wesens strebst du vielleicht *diesem* Wunsch nach, mit einem anderen Teil jedoch anderen Wünschen. Denn dein Wesen wächst in alle Richtungen und quer durch alle Zeitschichten, multidimensional. Die Persönlichkeit, die du mit diesem Wachbewußtsein überblickst, ist nur ein kleiner Teil davon. Dieser Teil hat sich einen ganz bestimmten Wunsch in den Kopf gesetzt. Teil A beispielsweise will *diesen* Wunsch realisieren, Teil B einen anderen und so weiter. So wachst ihr gleichzeitig auf vielen Ebenen mit vielen Teilen eures Selbst.

Liebe kann man ebenfalls differenzierter betrachten. Liebe ist eine Realität, der ihr euch auf verschiedenen Wegen nähern könnt und die, wenngleich ursprünglich ungeteilt, sich dennoch zur manifestierten Welt hin aufteilt in ein Spektrum unterschiedlichster Farben. Und diese eine Persönlichkeit hat sich einen bestimmten Aspekt der Liebe zum Ziel genommen. Womöglich hat sie auf ihrem Weg andere Aspekte bereits realisiert, und ihr fehlt nur noch dieser. Sie spezialisiert sich auf diesen einen Aspekt, mit Hilfe der Wünsche und Sehnsüchte, die aus ihrem Innern zur Oberfläche des Bewußtseins emporsteigen und die sie so oder so oder so handeln lassen. Liebe kannst du auf viele unterschiedliche Arten erfahren, wenn es auch immer dieselbe Liebe ist. Es ist aber durchaus möglich, daß eine Persönlichkeit, um ihre Entwicklung zu vervollständigen, vielleicht diese oder jene Art noch erleben will. In diesem Fall könnte sie ein Verhalten an den Tag legen, das ihrer Mitwelt beschränkt vorkommen wird, aber es entspricht ihren Wünschen und Bedürfnissen und einer tiefen inneren Notwendigkeit zur Entfaltung und Vervollkommnung. Es ist ein weiteres Blütenblatt, das sich öffnet.

ANTJE: *Ich habe zum Beispiel das Gefühl, daß ich nichts anderes wünsche als unvergängliche Liebe. Eine andere Liebe kommt mir geradezu widersinnig vor. Mache ich mir damit etwas vor? Oder ist unvergängliche Liebe wirklich mein tiefster Wunsch?*

SAFI: Du mußt es fühlen. So findest du leicht heraus, wonach du dich wirklich sehnst. Um bei deinem Beispiel zu bleiben: Wenn du dir zum Ziel genommen hast, die Unvergänglichkeit der Liebe zu erfahren, dann wirst du in deinem Leben die Umstände schaffen, die dich zu dieser Erfahrung führen. Und du wirst am schnellsten und umfassendsten zu dieser Erfahrung gelangen, wenn du deiner Natur folgst – wenn du also du selbst bist, statt dich so zu verhalten, wie du es von anderen gelernt hast! Und tatsächlich handelst du genauso. Du hast dir sogar eine besondere Form der bürgerlichen Ehe geschaffen, in der du die Unvergänglichkeit der Liebe erfahren kannst, besser als in jeder anderen.*

HEINZ: *Euer Rezept lautet also: »Bleib dir treu, erkenne dich und folge dem, was du wirklich willst.« So einfach ist es?*

SAFI: So einfach ist es. Und dennoch hast du den Kopf voller Fragezeichen.

Aber nimm das mit, genau das, was du soeben gesagt hast, und halte dich daran. Die Fragezeichen werden verkümmern, weil im Laufe der Praxis immer klarer werden wird, warum das so ist und was dahintersteckt. Es ist eine Frage der Praxis, nicht so sehr eine Frage der Überlegung. Alles, was wir erklären, ist nicht dazu gedacht, darüber nachzudenken, sondern es auszuprobieren. Genaugenommen wollen wir euch von den Überlegungen wegführen in die Praxis: ins Empfinden, ins Spüren, in die Bewußtheit, ins Handeln.

Wir sehen, daß in dir noch etwas brennt, was von uns bearbeitet werden muß.

HEINZ: *Ja, eine Frage: Was mich oft davon abhält, meinen Wünschen zu folgen, sind moralische Vorstellungen.*

SAFI: Wir verstehen. Genau darauf möchten wir in einem der nächsten Kapitel eingehen. Denn bis jetzt klingt das alles für euch so, als ob es zu einem noch maßloseren Egoismus führen würde. Tatsächlich wollen wir euch aber zu einem wahren Altruismus führen, zu einem tieferen Verständnis von Liebe. Aber der Weg dorthin führt über euch selbst. Dies ist nur der Anfang. Deshalb wäre es uns sehr lieb, wenn ihr uns folgen, ver-

---

* Antje und ihr Mann, Lukas, pendeln zwischen Europa und Afrika, wodurch sich häufige Trennungen ergeben (Anmerkung der Autorin).

trauen und unseren Rat so lange durchführen würdet, bis wir zum nächsten Kapitel kommen. Macht euch inzwischen keine Sorgen darüber, ob eure Handlungen moralisch oder unmoralisch sind, sondern versucht nur herauszufinden, was ihr braucht, was euch entspricht. Es kann durchaus sein, daß euch etwas im tiefsten Innern entspricht, was dann bei moralischer Bewertung die Note Eins bekommt. Ebensogut könnte dabei aber auch eine Sechs herausspringen.

Wir wiederholen hier: Es geht nicht darum, jedem Impuls zu folgen – sondern die wirklichen Wünsche und Bedürfnisse kennenzulernen. Das könnt ihr nur, indem ihr sie *fühlt*. Mit dem Verstand sind sie nicht zu finden. Denn sie liegen in einer Schicht eures Bewußtseins, die eure Gedanken nicht erreichen können. Das heißt nicht, daß Gedanken schlecht sind; im Gegenteil, sie sind wichtig. Aber um eure tiefsten Wünsche zu finden, sind sie nicht das geeignete Mittel.

ANTJE: *Dabei muß man nur aufpassen, daß man seinen Impulsen nicht zum Opfer fällt und sie für den Ausdruck seiner Wünsche hält!*

SAFI: Ihr alle seid imstande, das zu unterscheiden. Impulse *können* Ausdruck eurer Wünsche sein. Findet die Wünsche. Es ist viel einfacher, als ihr denkt. Sie sind da, wie Hunger und Durst. Ihr würdet euch auch nie fragen: Was muß ich anstellen, um meinen Hunger zu finden? Er ist da. Auch eure Sehnsucht ist da, ihr spürt sie. Aber ihr habt soviel davon weggedacht.

ANTJE: *Aber eigentlich weiß ich doch, was ich wünsche …*

SAFI: Natürlich. Du weißt es. Deshalb solltest du dich nicht verrenken mit der von uns vorgeschlagenen Übung. Diese Übung haben Menschen nötig, die im

Zwiespalt sind oder mit sich selbst auf Kriegsfuß stehen. Und, wie gesagt, es ist nicht immer notwendig und nicht immer möglich, den Wunsch hinter dem Wunsch zu finden. Dazu gehört eine außerordentlich geschärfte Bewußtheit für das eigene Innenleben. Ihr könnt genausogut den anderen Weg gehen, indem ihr euren Wünschen folgt, ohne euch groß zu fragen, was dahintersteht.

Noch ein wichtiger Hinweis zum Schluß:

Bitte vergeßt nie, daß Leben seinen Wert und Sinn in sich hat. Das gilt für jedes Gefühl, jedes Erlebnis, jeden Geschmack, jede Farbe; denn sie alle sind ein Stück Leben. Durch seinen Eigenwert trägt alles sozusagen automatisch zur Dynamik, zur Entfaltung und zum Reichtum des Ganzen bei. So hat es seinen Platz, seine Funktion in dem Ganzen. Aber sein *Wesen* liegt jenseits aller Funktionalität.

Wenn ihr das begreift, werdet ihr leichter verstehen, was Liebe ist. Denn ihr seid gewohnt, sehr viel in Funktionen zu denken und nach Funktionen zu leben – auch in bezug auf Menschen, mit denen ihr verbunden seid. Ihr denkt: »Dieser Mensch ergänzt mich gut«, »Jener Mensch macht mich glücklich«, »Jener befriedigt mich«, »Jener ist schön anzusehen«, »Jener fühlt sich gut an«. Das Wesen des Menschen liegt aber jenseits aller Funktionen. In unseren nachfolgenden Kapiteln wird es darum gehen, dieses Wesen zu erfassen und zu lieben.

Ehe ihr dazu fähig seid, müßt ihr *euch selbst* jenseits von Funktionen erfassen und lieben. Denn immer, wenn ihr euch bewertet, verurteilt und dirigiert, denkt ihr in Funktionen. Ihr könnt aber darüber hinausgehen – und euch so erfassen, so geben und so nehmen, wie ihr seid.

Wir sehen, daß ihr müde seid. Machen wir Schluß für heute.

ANTJE: *Vielen Dank.*

SAFI: Wir danken und segnen euch. Wir sind bei euch – wie sehr, werdet ihr hoffentlich noch in wachsendem Maße verstehen und erleben. Frieden und Liebe euch allen!

Liebe dich selbst! · Das Wesen der Sexualität · Macht und Sexualität · Macht und Liebe

SAFI: Bis hierher ging es uns darum, euch klarzumachen: *Der erste Schritt auf dem Weg zur Liebe ist die Selbstliebe.* Dies ist eine Weisheit, die schon sehr oft formuliert wurde – aber nur wenige Menschen wissen, was sie damit anfangen sollen. Deshalb müssen die meisten von euch zunächst einmal herausfinden: Was wünsche ich mir? Was brauche ich? Und was tut mir gut? Wie sehen die äußeren Lebensumstände aus, unter denen ich mich wohl fühle? Welchen Grad von Bindung und Freiheit brauche ich? Wieviel Nähe und wieviel Entfernung kann ich ertragen? Das herauszufinden und demgemäß zu handeln, ist der grundlegende und unter Umständen der wichtigste Schritt, denn wenn ihr ihn überspringt, ist es möglich, daß ihr niemals zu einer wirklichen Beziehung mit eurem Partner oder mit wem auch immer findet. Denn ihr könnt unmöglich das Innenleben eines anderen Menschen verstehen, wenn ihr nicht euer eigenes versteht. Ihr könnt unmöglich einen Menschen glücklich machen, wenn ihr nicht selbst glücklich seid. Und ihr könnt unmöglich einen Menschen lieben, wenn ihr euch nicht selbst wirklich liebt.

Welche weiteren Fragen bewegen euch?

ANTJE: *Ich würde gern etwas über das schlechte Gewissen hören, das auf dem Gebiet der Sexualität eine große Rolle spielen kann.*

HEINZ: *... und ich möchte etwas über den Egoismus in der Sexualität erfahren.*

SAFI: Eine erfüllte Liebesbeziehung ist für die meisten Menschen ohne Sexualität undenkbar. Deshalb nimmt die Sexualität einen wichtigen Platz in diesem Buch ein. Auch hier möchten wir ganz von vorn anfangen. Nur so läßt sich dieses Phänomen zufriedenstellend beleuchten und die Probleme, die sich für viele Menschen daraus ergeben, wirklich lösen. Fangen wir also bei Adam und Eva an, oder besser gesagt: *vor* Adam und Eva.

Wir alle gehen davon aus: Am Anfang war die Einheit. Besser gesagt: An allem Anfang *und* Ende steht die Einheit. Dazwischen steht die Zweiheit. Aus der Zweiheit erwuchs die Vielheit. Das bedeutet: Eingebettet in die Einheit, die sozusagen am Anfang und am Ende steht, spielt sich eure Existenz im Bereich der Vielheit ab.

Sexualität ist Ausdruck der Zweiheit, ebenso wie sie Ausdruck der Einheit ist. Für die meisten Menschen aber ist sie lediglich Ausdruck der Einsamkeit.

Damit die leidvolle Erfahrung der Einsamkeit in der sexuellen Begegnung überwunden werden und sich verwandeln kann in eine Erfahrung der Einheit – denn das ist es, was ihr alle euch so sehr wünscht –, muß die Zweiheit entdeckt werden. Das klingt banal, aber wenn ihr eure sexuellen Beziehungen unter die Lupe nehmt, werdet ihr feststellen, daß ihr in den allerwenigsten Fällen wirklich eine Erfahrung von Zweiheit dabei gehabt habt, das heißt, eine Begegnung mit einem Du oder mit einem anderen Ich. Ihr werdet in den allermeisten Fällen ganz in eurem eigenen Ich und in den Empfindungen eures eigenen Körpers gefangen gewesen sein; und ihr werdet den anderen in den allermeisten Fällen nur als Erfüllungsgehilfen benutzt haben. Das klingt sehr hart und übertrieben, aber wir bitten euch, eure eigenen

Erinnerungen sehr aufrichtig unter die Lupe zu nehmen. Ihr werdet in vielen Fällen zu diesem Schluß kommen. Der erste und wichtigste Schritt besteht deshalb darin, den anderen, das Du und die Zweiheit zu entdecken.

Um den anderen zu entdecken, müßt ihr das Zentrum eurer Aufmerksamkeit, eurer Empfindungen verlagern: vom Ich in das Du hinein. Versucht euch auf den anderen einzustimmen. Und konzentriert euch darauf, Lust zu bereiten, statt darauf, sie selbst zu empfinden. Am Beispiel von Zärtlichkeiten läßt sich dieser Unterschied gut erläutern: Wenn ihr den anderen streichelt, so könnt ihr euch darauf konzentrieren, wie diese weiche Haut sich anfühlt; oder aber ihr könnt den anderen so streicheln, wie er es eurer Empfindung nach braucht und genießt.

Mit eurem Verstand erreicht ihr dieses Ziel nicht. Fangt nicht an zu überlegen: Was könnte dem anderen guttun, was könnte ihm Freude machen? Versucht eure Empfindung zu verfeinern und zu erweitern; übt das Zentrum eurer Empfindungen vom Ich hinein in das Du zu verlagern. Ähnliches geschieht bei Shiatsu und anderen Massagetechniken: Der Therapeut stimmt sich auf den Körper seines Klienten ein, woraufhin er seine Bewegungen natürlich fließen läßt. Wenn es euch gelingt, euer Bewußtsein dementsprechend zu verlagern, könnt ihr auf dem Wege der Sexualität das Du entdecken, anstatt im Ich eingeschlossen zu bleiben.

Um die Zweiheit zu entdecken, müßt ihr sie ganz und gar *erleben* und in all ihren Aspekten auskosten. Dazu müßt ihr zwischen den Empfindungen eures eigenen Ich mitsamt seinem Körpergefühl und seinen Emotionen und den Empfindungen des anderen Ich mitsamt dessen Emotionen und Körpergefühl hin- und herpendeln können. Dies geschieht im Fluß der Handlungen. Ihr würdet dann alle körperlichen Empfindungen mit allen Aspekten der Zweiheit erleben. Dann könnt ihr beispielsweise fühlen, wie der andere auf euch einwirkt und wie sich das für euch anfühlt. Gleichzeitig könnt ihr erleben, wie der andere sich für euch anfühlt. Darüber hinaus könnt ihr auch *seine* Perspektive einnehmen; dabei erlebt ihr, wie ihr euch für den anderen anfühlt; wie der andere sich selbst fühlt; und wie er eure Einwirkung empfindet. Die Zweiheit weist viele Aspekte auf, die ein äußerst reichhaltiges, kreatives, spontanes und liebevolles Wechselspiel ermöglichen.

Wenn ihr der Sexualität unter diesem Blickwinkel viel Zeit und Energie schenkt, so opfert ihr dabei nichts, was ihr eigentlich in wichtigere Dinge investieren müßtet. Es gibt nichts Wichtigeres. Denn in kaum einem anderen Lebensbereich könnt ihr so viel über das Wesen der Wirklichkeit erfahren und lernen wie im Bereich der Sexualität. Damit wollen wir freilich nicht sagen, daß sich alle verpflichtet fühlen sollen, der Sexualität viel Zeit zu opfern. Es soll auch nicht heißen, daß dieser Lebensbereich wichtiger ist als andere. Selbstverständlich könnt ihr all das, wovon die Rede war, auch in anderen Bereichen erfahren. Ihr solltet nur danach gehen, was ihr euch wünscht.

In der Zweiheit begegnet ihr Gott, und in der Einheit verschmelzt ihr mit ihm. Beides spiegelt sich in der sexuellen Begegnung wider – und mehr als das. ›Spiegeln‹ ist nur ein sehr blasser Ausdruck, aber wir finden in eurer Sprache keinen besseren.

Im übrigen möchten wir euch warnen: Bitte seht nicht alles im Leben, auch nicht die Sexualität, unter einem funktionalen Gesichtspunkt. Vergeßt bei allem, was ihr tut, niemals: Alles hat seinen Sinn und Wert in sich – einfach dadurch, daß es existiert; jenseits jeglicher Funktion. Freude ist einfach Freude; wenn ihr sie nur funktional betrachtet, dann entwertet und entwürdigt ihr sie.

Jetzt sollte klargeworden sein, daß der Weg zur Einheit über das volle Erleben der Zweiheit führt. Je umfassender ihr die Zweiheit in all ihren Aspekten erlebt und auskostet, desto eher wird es euch möglich sein, die Einheit zu erleben. Denn im vollen Erleben der Zweiheit ist die Einheit bereits enthalten. Hier ist ein Punkt erreicht, an dem kaum noch Erklärungen möglich sind. Das, was wir als Einheit bezeichnen, liegt jenseits von Erklärungen. Aus diesem Grund können wir euch nur empfehlen, den geschilderten Weg wirklich zu gehen.

Auf welche Aspekte der Sexualität möchtet ihr noch eingehen?

ANTJE: *Was sagt ihr zur Einstellung der katholischen Kirche, die ja immer noch nicht bereit ist, Sexualität zu akzeptieren, die nicht zweckgebunden ist – nämlich an den Zweck der Zeugung?*

SAFI: Dies ist eine Entwürdigung der Sexualität. Die katholischen Leser werden jetzt mit Sicherheit erschrocken sein.

ANTJE: *... aber auch irgendwie erleichtert. Denn der katholische Mensch muß doch ständig ein schlechtes Gewissen haben.*

SAFI: Sexualität nur funktional zu betrachten, ist wie gesagt eine ungeheuerliche Entwürdigung dieses grandiosen Aktes. Wir möchten etwas wiederholen, das sehr wichtig ist: Alles, was ist, hat seine Daseinsberechtigung allein dadurch, daß es ist. Denn die Tatsache, daß es existiert, ist ja wohl auch nach Ansicht der Kirche darauf zurückzuführen, daß es von Gott geschaffen wurde. Der Mensch sollte sich nicht über Gott erheben und behaupten, dieses oder jenes, was Gott geschaffen hat, sei unnütz oder schlecht.

So hat Gott auch die Lust geschaffen. Tat er dies etwa nur, um eine Funktion zu erfüllen? Er hat sie zunächst einmal aus Lust an der Lust, um ihrer selbst willen, geschaffen. Die ganze Schöpfung ist ein Akt der Lust. Das könnt ihr euch vor Augen führen, indem ihr euch für einen Augenblick vorstellt, ihr wäret der Schöpfer und damit beschäftigt, Elefanten, Tiger, Krokodile, Sterne, Menschen, Zwerge, Feen, Kobolde, Engel, Teufel, Atome und Moleküle, Musik und Tanz zu erschaffen. Und allem, was existiert – allem also, was ihr aus euch selbst heraus erschafft –, würdet ihr Organe geben, mit denen es lustvoll wahrnehmen kann.

Wenn die ganze Schöpfung also ein Akt der Lust ist – wie sollte Lust dann sündig sein?

Umgekehrt ist Lust immer auch mit einem Akt der Schöpfung verbunden – ganz spontan, natürlich und von selbst. Diese Schöpfung muß aber nicht immer aus Fleisch und Blut sein. Es muß nicht immer ein neues Menschenwesen dabei herauskommen. Für viele Menschen sind sexuelle Erlebnisse deswegen so traurig, weil diese so wenig mit wirklicher Lust verbunden und deshalb auch höchst unkreativ sind; nicht, weil keine Kinder dabei herauskommen, sondern weil sie *keine Begegnungen* sind. Sie sind oft Akte der Einsamkeit. Immer dann, wenn Sexualität zu wirklichen Begegnungen führt – und diese gehen immer über die rein fleischlichen Begegnungen hinaus –, ist Lust mit Schöpfung verbunden. Denn Begegnung ist immer Befruchtung, auf welcher Ebene auch immer. Und aus Befruchtung wird immer Neues geschaffen. Dieses Neue kann ein Kind sein, muß aber nicht ein Kind sein.

Übrigens ist die sexuelle Begegnung für viele Menschen keine Begegnung der Liebe, sondern ein Machtspiel. Auch dieses Machtspiel solltet ihr nicht einfach verdammen und verurteilen, sondern neutral betrachten, als ein Kräftemessen, den Ringkämpfen zwischen

Kindern ähnlich: Wer ist der Stärkere? Ein ähnlicher Ringkampf ist der sexuelle Akt für viele Menschen, besonders für Männer. Frauen fechten ihre Kämpfe lieber auf anderen als der körperlichen Ebene aus. Ihre Ebene ist mehr die Emotion. Die der Männer ist mehr der Körper. Deshalb liegen Stolz und Verletzlichkeit der meisten Männer auch im Bereich des Körpers und der meisten Frauen im Bereich der Emotion. Diese Unterschiede werden sich mit der Zeit verwischen. Im Augenblick bestehen sie aber noch fort, auch bei sehr fortgeschrittenen, modernen und emanzipierten Menschen. Wenn sich diese Unterschiede verwischen, so werden sich neue Unterschiede zwischen den Geschlechtern herauskristallisieren, die wesentlich elementarer sind und aus dem natürlichen Selbstverständnis erwachsen, aus der selbstbewußten Identifikation eines jeden Menschen mit seiner Geschlechterrolle und dem Auskosten all ihrer Möglichkeiten. Diese Identifikation wird in einem spirituellen Zeitalter aber nicht allumfassend sein, denn jeder Mensch wird wissen, daß er im Grunde seines Wesens weder Weib noch Mann ist. Es wird jedenfalls nicht so sein, daß man in Zukunft Männer und Frauen nicht mehr voneinander unterscheiden kann. Im Gegenteil. Das oberflächliche Verwischen der Gegensätze war nur ein kleiner, aber wichtiger Abstecher. Wir kommen später auf dieses Thema zurück.

Zurück zur Sexualität als Ringkampf, als Kräftemessen: Wer sie derart einsetzt, *mißbraucht* sie – nicht in einem moralisch wertenden Sinne, sondern weil ihr unserer Ansicht nach eure Ringkämpfe auf geeigneteren Ebenen ausführen könnt und der Sexualität weitaus besser gerecht werdet, wenn ihr sie zum Feld der Liebe macht. Ringkämpfe könnt ihr beispielsweise ausfechten, wenn ihr diskutiert, wenn ihr Tischtennis oder Fußball spielt oder euch vielleicht wirklich prügelt. Dies soll nicht heißen, daß wir Gewalt empfehlen. Ein Ringkampf kann durchaus wohltuend sein – sofern er auf einer ›sportlichen‹ Vereinbarung beruht. Schon allein durch die Tatsache einer sportlichen Vereinbarung wird der Machtkampf, das Kräftemessen, ein Akt der Freundschaft und kann ein Akt der Liebe werden.

Ihr könnt also geeignetere Methoden finden, eure Kräfte zu messen. Wenn ein Paar allerdings die sexuelle Begegnung zum Schlachtfeld gemacht hat, zum Ort des Kräftemessens, dann wird es schwierig bis unmöglich sein, das zu ändern, solange nicht ein neues Schlachtfeld oder besser gesagt, ein neues Spielfeld gefunden ist. Das bedeutet: Beide Partner sollten sich ihres Bedürfnisses bewußt werden, ihre Kräfte zu messen, und nach Möglichkeit verabreden, das in einem anderen Bereich zu tun. Bereits durch diese Verabredung wird aus dem Kampf ein Spiel, und Spiel ist immer mehr Kooperation als Kampf.

Nun müssen wir noch auf Menschen eingehen, die sich nicht in einer festen Partnerbeziehung befinden; Menschen, die gelegentliche sexuelle Begegnungen oder viele Partner haben. Sie entdecken vielleicht, daß sie die Sexualität als Machtspiel gebrauchen. Sie haben aber keinen Partner, mit dem sie das gemeinsam ändern können. Diesen Menschen würden wir im Prinzip das gleiche raten: Sie sollten sich der Tatsache bewußt werden, daß sie ein tiefes Bedürfnis in sich verspüren, ihre Kräfte oder ihre Macht mit den Kräften oder der Macht anderer Menschen (Menschen des anderen Geschlechts) zu messen, und dieses Kräftemessen dann auf ein anderes Gebiet verlagern. Bereits durch diesen Akt der Bewußtwerdung ist ein großer Schritt zur Entlastung der Sexualität getan.

Zunächst einmal sieht es so aus, als wenn Macht mit Liebe unvereinbar wäre. Das ist sie auch, zumindest in dem Sinne, wie viele von euch sie verstehen, nämlich als Beherrschung anderer Menschen. Aber diese Vorstellung von Macht ist verzerrt und eingeengt. Tatsächlich ist Macht eine Urqualität, ebenso wie Liebe – und beide gehören zusammen. Wenn ihr euch vergegenwärtigt, daß als Bewegkraft hinter der ganzen Schöpfung Liebe steckt, dann werdet ihr sehen, daß Liebe und Macht zusammenhängen und zusammengehören. Diese Liebe bedarf der Macht, um überhaupt irgend etwas schaffen zu können. Wir gehen sogar so weit zu sagen: Macht ohne Liebe ist keine Macht, und Liebe ohne Macht ist keine Liebe. Hier sprechen wir aber von wirklicher Macht im ursprünglichen Sinne, nicht von der ungeheuerlich verengten und verzerrten Vorstellung, die viele Menschen von Macht haben. Diese Vorstellung ist nur ein erster unzulänglicher Versuch, das zu erfassen, was Macht wirklich ist. Er erinnert an ein Kind, das Fliegenbeine ausrupft, um festzustellen, was Macht ist. Ähnlich wird ein großer Mensch mit einem in diesem Sinne kindlichen Gemüt zunächst einmal ausprobieren, wie er auf andere Menschen einwirken und sie dadurch verändern kann – wie ein Bildhauer, der auf einen Tonklumpen einwirkt und beobachtet, was dabei herauskommt. Wenn das Kind genügend Fliegenbeine ausgerissen hat, wird es sich einem größeren Objekt zuwenden. Wenn das größere Objekt sich ebenfalls als unergiebig erweist oder genügend erforscht ist, wird das Kind sich einem noch größeren Objekt zuwenden und so weiter. Ihr alle wißt: Das größte Objekt, dem ihr euch zuwenden könnt, um eure Macht auszuprobieren, seid *ihr selbst.* Denn im allertiefsten Sinne geht alles von euch selbst aus und kehrt zu euch zurück. (Ein Sufi-Mystiker sagte einmal: »Ich habe Gott gesucht und nur mich selbst gefunden; dann habe ich mich selbst gesucht und Gott gefunden.«) Also gibt es kein größeres Projekt als das, über euch selbst Macht zu erlangen. Auch dieses begreift ihr erst in sehr unzulänglicher Weise, indem ihr versucht, euch selbst zu unterdrücken – ähnlich, wie ihr es anfangs mit anderen Menschen gemacht habt. Aber ihr werdet darüber hinauswachsen. Eine Hilfe dafür bieten wir in diesem Buch.

Wir stellen noch einmal fest: Macht und Liebe gehören zusammen. Ihr habt es aber zuwege gebracht, in euren Begriffen und Vorstellungen beides voneinander zu trennen. Daraus resultiert ein Großteil eurer Probleme, auch mit der Sexualität. Ihr solltet deshalb alles tun, um Macht und Liebe wieder zusammenzubringen. Ein Schritt dazu ist zunächst einmal, daß ihr lernt, euch selbst zu lieben. In dem Maße, in dem euch dies gelingt, wird euch wahre Macht zufließen, eine Macht, die es nicht nötig hat, andere Menschen zu unterdrücken oder zu beherrschen. Dieses Bedürfnis wird von euch abfallen. Gleichzeitig werdet ihr über diesen Weg lernen, auch den anderen so zu lieben, wie ihr euch selbst liebt. Und in dieser Liebe werdet ihr eine Macht entdecken, die unendlich viel größer ist als alle anderen Kräfte. Ihr alle wißt es: Es gibt keine Macht, die größer ist als die Liebe, und es gibt nichts, was euch mehr Macht und Kraft verleiht als Liebe. Diese Macht und Kraft kann so groß sein, daß ihr euer eigenes Leben dafür opfert.

Wir möchten an dieser Stelle unterbrechen, denn die Entstehung dieses Buches hat sehr viel mit eurer persönlichen Entwicklung zu tun, und wir möchten euch nicht mehr Material geben, als ihr bis zur nächsten Sitzung verarbeiten könnt.

Wir freuen uns sehr, daß Safi aus ihrem Tunnel hervorgekrochen ist.* Wir freuen uns sehr, daß sie begriffen hat, wie sehr ihre Tätigkeit als Übermittler eingebunden ist in ihr gesamtes Leben. Diesen Zusammenhang selbst

* Anmerkung der Autorin: Dieser Satz bezieht sich auf eine Phase, während der ich die Meditation vernachlässigt hatte und in banalen Alltagsgedanken versunken war.

herauszufinden, war für sie sehr wichtig. Tatsächlich ist es so, daß niemand ein Medium sein oder werden sollte, der nicht in der Lage ist, immer wieder zu überprüfen, ob der Kanal wirklich frei ist. Das bedeutet: ob er selbst in der Lage ist, mit seinem Bewußtsein den Kanal heraufzusteigen. Denn: Sie holt uns hinunter, indem sie heraufsteigt. Wenn sie unten bleibt und gar nichts tut, können wir allein die Verbindung nicht herstellen.

Sexualität, Norm und Moral · Homosexualität · Aids · Sind Männer polygamer? · Die Rollen der Geschlechter · Grundgesetz: Sei du selbst!

Wir gehen davon aus, daß für viele Menschen in eurem Kulturkreis Sexualität ein schwieriges Tabuthema darstellt und insgesamt oder in einigen Teilbereichen irgendwie unerlaubt ist, auch wenn ihr Verstand längst begriffen hat, daß dies alte Vorurteile sind. Um diesen Menschen zu helfen, muß ihnen klargemacht werden: Es gibt nichts, was nicht seine Existenzberechtigung hat, schon gar nicht etwas so Elementares wie Sexualität und Lust. Dies ist ein sehr wichtiger Satz, wir wiederholen ihn an dieser Stelle und wünschen uns, daß diese Wiederholung nicht gestrichen wird. Diesen Satz sollte man nicht so schnell hinweglöffeln, sondern gut auf der Zunge zergehen lassen oder zum Gegenstand einer Meditation machen oder zumindest eines tiefen Nachdenkens.

ANTJE: *Gilt dieser Satz auch für Homosexualität und andere Abweichungen von der Norm?*

SAFI: Die Norm ist willkürlich von einigen Menschen – durchaus nicht von allen – errichtet worden. Wenn ihr euch die Vielfalt all dessen vergegenwärtigt, was innerhalb der Menschheit und innerhalb der übrigen Natur auf dem Planeten existiert, werdet ihr feststellen, daß diese Norm nicht viel zu bedeuten hat. Sie ist als Richtschnur gewählt worden, aber aus unserer Perspektive benötigt ihr diese Richtschnur nicht. Schon gar nicht benötigt ihr sie in der jetzigen Zeit; inzwischen ist sie euch überaus hinderlich geworden. Was ihr tatsächlich alle benötigt, ist die Befreiung von jeglicher konstruierter und selbstauferlegter Struktur und Norm. Wie aber könnt ihr euch von Normen und Strukturen befreien? Wie wir bereits an anderer Stelle gesagt haben, solltet ihr sie nicht zu zerstören versuchen, indem ihr gegen sie kämpft. Ihr werdet unterliegen. Eine bessere Methode ist es, ein neues Fundament zu legen, auf dem ein neuer Mensch wachsen kann, so daß am Schluß die alte Struktur leer und entmachtet neben dem neuen Menschen steht, wie eine Rüstung ohne Ritter.

Mit den Informationen, die wir in diesem Buch geben, wollen wir euch Material geben für ein solches neues Fundament. Dieses Fundament besteht in einer von Grund auf neuen, andersartigen Betrachtungsweise des Menschen, der Natur, der Schöpfung und der Liebe. Durch sie könnt ihr euch ganz nach Belieben, nach Lust und Laune und nach euren Bedürfnissen entfalten. Ihr werdet dann den Normen und Strukturen keine Aufmerksamkeit mehr schenken. Sie werden verkümmern. Eines Tages werdet ihr bemerken, daß ihr sie vergessen habt. Darauf sind wir aus.

Das Fundament für eine Befreiung der Sexualität von allen Normen und Strukturen und falsch verstandenen Moralvorstellungen wäre also eine Betrachtung der gesamten Schöpfung als Akt der Lust und Liebe. Wir wiederholen dies, denn wir hoffen, daß jede Wiederholung eine Vertiefung ist. Betrachtet alles, was ist, unvoreingenommen. Nehmt die Brille der Wertung ab, die alles in Gutes oder Böses unterteilt, in Moralisches oder Unmoralisches, in Zweckmäßiges oder Unzweckmäßiges, in Häßliches oder Schönes. Legt alle diese Wertungen für einen Moment der Übung oder der Kontemplation ab (sei es in Meditationshaltung, sei es, wenn ihr in der U-Bahn sitzt und die Menschen betrachtet). Schaut dabei alles, was ist, aufmerksam und mit liebevoller Neugier an – einschließlich all dessen, was in euch ist, so wie eine Mutter vielleicht mit liebevoller Neugier beobachtet, was ihr Kind als nächstes anstellt. Tut das sehr oft, wann immer es euch einfällt. Laßt es euch sehr oft einfallen. Entsprechend viel werdet ihr entdecken. Wenn ihr alles mit Liebe betrachtet, wird alles von Liebe erfüllt sein. *Und was von Liebe erfüllt ist, kann niemals schlecht oder unrein sein.*

ANTJE: *Kann man Menschen, die unter Abweichungen leiden, einen Rat geben – zum Beispiel einem Masochisten, der darauf angewiesen ist, einen sadistischen Partner zu finden? Kann ein Betroffener sich selbst heilen?*

SAFI: Selbstverständlich kann jeder Mensch sich selbst heilen. Wer sich auf Bücher wie dieses hier einläßt, tut bereits den ersten Schritt in diese Richtung. Die sogenannten Abweichungen sind nicht schwerwiegender oder schlimmer, als wenn beispielsweise einer der hier Anwesenden der Fernsehsucht verfällt oder Zigaretten raucht oder was auch immer. Zunächst einmal leidet ein solcher Mensch nicht unter seiner besonderen Form der Sexualität, es sei denn, er selbst betrachtet sie als Abweichung und verurteilt sie als solche. Um sich zu heilen, muß er als erstes die Wertungsbrille abnehmen, diese Art der sexuellen Begegnung als *eine* unter anderen betrachten und weder als Abweichung noch als unmoralisch, weder als böse noch als krank werten. Wenn er diesen Schritt wirklich getan hat, wird er die nächsten Begegnungen bereits anders erleben. Denn er streift eine Zwangsjacke ab. Er wird sich freier fühlen, und daraus werden neue Einsichten und Impulse ganz von selbst erwachsen. Im übrigen ist es selbstverständlich auch hier eine große Hilfe, die vorher empfohlene ›Technik‹ oder Übung anzuwenden: nämlich aus dem sexuellen Kontakt wirklich bewußt eine *Begegnung* zu machen und zu versuchen, den Brennpunkt der eigenen Aufmerksamkeit in das Empfinden des anderen zu verlagern. Daraus werden sich überraschende neue Erfahrungen ergeben. Der masochistisch eingestellte Mensch wird nunmehr in der Lage sein, das polar entgegengesetzte, ergänzende Empfinden zu erleben und umgekehrt. Dies kann eine enorm befreiende Wirkung haben und schließlich dazu führen, daß die masochistische Struktur aufgeweicht, aufgelockert und schließlich überwunden werden kann. Reste dieser Struktur mögen auch dann noch vorhanden bleiben und hin und wieder auftauchen; diese jedoch sollte man dann willkommen heißen und genießen.

ANTJE: *Das Hauptproblem solcher Menschen besteht ja darin, daß sie es so schwer haben, einen richtigen Partner zu finden; sie müssen vielleicht zu Prostituierten gehen, um jemanden zu finden, der den anderen Pol spielt. Das ist dann kein wirklicher Partner, sondern jemand, der nur vorübergehend eine Rolle übernimmt.*

SAFI: Wenn das so ist, wünscht der Betreffende keine wirkliche Begegnung; der sexuelle Kontakt ist dann ein Akt der Selbstbefriedigung, der Einsamkeit, mittels eines bezahlten Gehilfen, der aber kein Partner ist. Wenn es so geschieht, wird es meistens auch genauso gewünscht. Wenn sich jemand aber in einer solchen Situation befindet und nicht damit zufrieden ist, werden in ihm normalerweise früher oder später Impulse wach, die ihn veranlassen, einen wirklichen Partner zu suchen und dem Spiel dadurch eine neue Dimension zu eröffnen. Dann wiederum kann er mit Hilfe unserer Empfehlungen noch weitere neue Dimensionen hinzufügen.

Und schließlich wird das Spiel so erweitert sein, daß die alte Struktur entfallen kann.

Habt ihr dazu noch Fragen?

HEINZ: *Ihr sagt: Es gibt nichts, was nicht seine Existenzberechtigung hätte. Wie ist das aber in sehr extremen Fällen – zum Beispiel beim Sadomasochismus? Dabei können Menschen sich gegenseitig verstümmeln. Sollte man in solchen Fällen nicht einschreiten?*

SAFI: Diese Frage ist wichtig. Wenn wir sagen, daß nichts existiert, was nicht seine Existenzberechtigung hätte, so meinen wir damit: Die Schöpfung ist vollkommen. Was das bedeutet, könnt ihr mit eurem sehr engen menschlichen Verstand schwerlich erfassen – außer in Augenblicken der tiefen Versenkung, der tiefen Meditation, der Kontemplation, der spontanen Erleuchtung oder Inspiration.

Wenn ihr aber versuchen wollt, es zu *denken*, dann wird es schwierig. Wir gehen davon aus, daß die Schöpfung vollkommen ist bis ins kleinste Detail, bei aller Vollkommenheit aber immer lebendig ist. Die Lebendigkeit besteht darin, daß jedes einzelne Wesen, jeder einzelne lebendige Bestandteil dieser Schöpfung sich multidimensional entfaltet und für diese Entfaltung nicht nur über eine Art primärer Programmierung verfügt – eine göttliche Absicht, die sich äußert in Impulsen, Wünschen, Sehnsüchten und so weiter –, sondern auch über einen freien Willen. Zwischen diesen beiden Polen entfaltet sich die Schöpfung in vollkommener Harmonie. Um diese Harmonie aber zu begreifen, müßt ihr sehen, daß Dissonanzen ihren Platz in der Harmonie des Ganzen haben, ähnlich wie auch in den allergrößten und allerharmonischsten Musikstücken.

Es ist euch sehr selten gegeben, mit eurem Wachbewußtsein das Ganze zu sehen. Ihr seid Spezialisten, auf Einzelheiten eingestellt; um diese richtig einzuordnen, habt ihr euer Raster von Gut und Böse und euer Gewissen und seid aus innerem Antrieb gezwungen, dementsprechend zu handeln. Daran gibt es nichts auszusetzen. Es kann euch aber in paradoxe Situationen führen, die ihr mit dem Verstand nicht lösen könnt.

Nehmen wir ein Beispiel: Du wirst Zeuge einer Handlung, die du als unmoralisch und grausam empfindest, und greifst ein, um sie zu stoppen. Du hast nach deinem Gewissen und absolut richtig gehandelt. Für die Beteiligten war es ebenfalls absolut richtig, daß du in diesem Augenblick eingegriffen hast. Ebenso mag aber die betreffende Handlung für die Beteiligten einen sinnvollen Platz in ihrem Leben gehabt haben. Und ganz am Schluß wird unter Umständen der Gesamtablauf dieser Handlung mit allen Beteiligten und allen Elementen ein sinnvolles Ganzes ergeben.

HEINZ: *Soll ich also nicht eingreifen, da doch alles seine Existenzberechtigung hat – selbst wenn ein Mensch dabei verletzt oder gar getötet wird?*

SAFI: Das sind Gedankenspiele ohne jeglichen Wert. Wert hat nur das, was in einer konkreten Situation geschieht. In einer konkreten Situation wird dein Gewissen dich zwingen, einzugreifen – oder auch nicht; es mögen Gefühle in dir wach werden, die dich zum Handeln bewegen. In einem solchen Augenblick wirst du keine Zeit haben zu überlegen; und wenn du vorher darüber nachdenkst, werden deine Überlegungen niemals die Situation so erfassen können, wie sie wirklich sein wird.

HEINZ: *Hat das Ereignis also auf jeden Fall seine Richtigkeit – unabhängig davon, ob jemand darin eingreift oder nicht?*

SAFI: Es geschieht in jedem Fall zu Recht. Ein Ereignis kann, wenn kein rettender Dritter auftaucht, für die Beteiligten eine Katastrophe sein, an der sie sehr lange zu leiden haben; und dennoch könntet ihr mit mehr Überblick und Abstand sehen, daß es gewissermaßen ›stimmt‹. Mit Überlegungen dieser Art solltet ihr aber *niemals* die Stimme eures Gewissens ersticken oder sie gar zum Vorwand nehmen, entweder überhaupt nicht zu handeln oder nur auf eine bestimmte Weise. Wenn ihr handelt, folgt eurem eigenen Gewissen. Das ist die einzige Richtschnur, die ihr habt. *Jede Überlegung zerfällt vor der Weisheit eures Gewissens oder sagen wir, eurer inneren Stimme.*

HEINZ: *Jetzt begreife ich. Vorher hatte ich euch so verstanden: Wenn grundsätzlich alles in Ordnung ist, brauche ich also nicht einzugreifen.*

SAFI: Du hast eine wichtige Tatsache dabei übersehen: daß ihr ein Gewissen *habt*, daß ihr Liebe und Verantwortung empfindet. Dies alles hat ebenfalls seinen wichtigen Platz in dem Ganzen. Es sind Impulse, die dafür da sind, daß ihr ihnen folgt und entsprechend handelt. Auch diese Impulse sind in dem Ganzen enthalten und vorgesehen. Sie sind gewissermaßen rote Fäden in dem ganzen Gewebe. Ohne sie wäre das Gewebe sinnlos.

Wir möchten an dieser Stelle kurz noch auf etwas eingehen, was aus unserer Perspektive für euch alle von zentraler Bedeutung ist: auf den *Augenblick.* Wann immer ihr euch in Überlegungen, Befürchtungen, Problemen oder Ängsten verheddert, dann erinnert euch bitte an den Augenblick. *Im Augenblick ist alles enthalten, was ihr im Augenblick benötigt.* Ihr braucht nichts weiter zu tun, als euch voller Vertrauen auf ihn einzulassen und sehr aufmerksam zu sein für das, was er euch bringt, was er euch sagen will. Er sagt es euch durch eine Eingebung, einen Wunsch, einen Impuls, der aus eurem eigenen Innern aufsteigt; oder durch den Mund eures Nachbarn, der euch vielleicht durch eine völlig belanglose Äußerung auf etwas Wichtiges aufmerksam macht; oder durch einen Satz in einem Fernsehfilm oder in einer Zeitung; oder durch den Ruf eines Vogels; oder durch einen Windstoß; oder durch den Geschmack der Erbse, die ihr gerade eßt. Was auch immer es ist, wir empfehlen euch: Zieht euch immer wieder in den gegenwärtigen Augenblick zurück und widmet ihm so viel Aufmerksamkeit, wie ihr nur irgend könnt.

Alle Probleme, Sorgen und Befürchtungen zerfallen zu Staub vor der Lebendigkeit, Weisheit und Macht des Augenblicks. Täglich mindestens einmal solltet ihr euch diesen Satz vorbeten. Was ihr sucht, liegt weder in der Zukunft noch in der Vergangenheit, noch in einer höheren Dimension, noch in tieferen Schichten, noch in einem anderen Kontinent, noch auf einem anderen Planeten, noch im Jenseits; es liegt im Augenblick. Wenn ihr dies einmal begriffen habt, gibt es nichts mehr zu begreifen.

Das bedeutet: Wer Augen hat zu sehen, der sehe; und wer Ohren hat zu hören, der höre.

Wir kommen nun auf eine andere sogenannte Abweichung zu sprechen: die Homosexualität.

Es ist nicht leicht, über dieses Thema zu sprechen, denn es läßt sich schlecht verallgemeinern. Besser wäre es, konkrete Beispiele zu haben, damit ihr sehen könnt, wie vielfältig auch die Homosexualität ist; sie ist ebenso vielfältig wie alles andere. Sie ist im Grunde genommen nicht *ein* Phänomen. Vielmehr gibt es Individuen, die ganz individuelle Liebesbeziehungen haben; einige haben sie mit Menschen des anderen Geschlechts, einige mit Menschen des eigenen Geschlechts und einige mit Menschen, die irgendwo dazwischenliegen.

Auch hier würden wir den Betroffenen ebenso wie den Nichtbetroffenen empfehlen, als allererstes die Brille der Wertung abzunehmen. Dies wird bereits ein riesengroßer Schritt sein, der Erleichterung und Freiheit bringt. Bei vielen Betroffenen ist diese Brille allerdings angewachsen, und es ist nicht leicht, sie zu entfernen. Deshalb empfehlen wir Menschen, die homosexuell sind und darunter leiden, noch einmal das zu lesen, was vorher gesagt wurde über die Schöpfung, die Natur und den Menschen, und sich dieses wirklich zu vergegenwärtigen, damit auch sie in der Lage sind, sich ein Fundament zu schaffen für eine neue Sichtweise.

Außerdem möchten wir in aller Klarheit daran erinnern, daß *ihr weder männlich noch weiblich seid. Ihr seid beides, und ihr seid mehr als das.* Ihr habt euch aber im Rahmen dieser Existenz, die ein winziger Teil eurer Gesamtexistenz ist, das eine oder das andere Geschlecht ausgesucht oder eines, das irgendwo dazwischenliegt, um diese oder jene Erfahrungen zu machen – nicht nur, um etwas zu lernen im streng schulmeisterlichen Sinne, sondern um etwas zu erfahren, und das bedeutet auch: um etwas auszukosten, um etwas zu genießen. Um eine Variante der unendlich vielen Möglichkeiten, die diese Schöpfung bietet, zu erleben, zu erfahren, zu genießen und auszukosten, leidvolle Erfahrungen eingeschlossen.

Ihr habt euch also unter Umständen ausgesucht, in einem männlichen Körper zu existieren und weibliche Gefühle zu haben oder in einem männlichen Körper zu existieren und sexuelle Beziehungen mit anderen Männern zu haben. Dies alles hat selbstverständlich ebenso wie alles andere seinen Sinn und seinen Platz. Und es hat seinen Wert in sich – einfach dadurch, daß es existiert. Es hat eine ganz bestimmte Erlebnisqualität, die ihr nur auf diese Weise erfahren könnt. Ihr könntet sie nicht erfahren, wenn ihr, wie die meisten Männer, Frauen lieben würdet; ihr könnt sie nur erfahren, wenn ihr als Mann einen Mann liebt. Darin liegt *eine* unter unendlich vielen Möglichkeiten, Liebe und Sexualität zu erfahren, und versucht es bitte genauso zu betrachten und zu erleben. Wenn ihr dies tut, sehen wir keine Problematik. Ihr könnt im übrigen alle Empfehlungen, Ratschläge und Vorschläge befolgen, die wir hier präsentieren, ganz gleich, ob ihr homosexuell, bisexuell oder was auch immer seid. Viel mehr gibt es gar nicht dazu zu sagen. Es sei denn, es gäbe konkrete Problemfälle.

ANTJE: *Mir ist aufgefallen, daß homosexuelle Männer, auch wenn sie in einer Art Ehe glücklich zusammenleben, sich gern nebenbei Sexpartner suchen. Das bringt natürlich vielfältige Probleme mit sich ...*

SAFI: Die Neigung, Sexualität ohne wirkliche Beziehung zu dem anderen Menschen auszuüben, finden wir bei Homosexuellen besonders stark ausgeprägt. Viele, auch sogenannte normale Menschen, würden es gern genauso halten, tun es aber nicht, weil sie mehr im Rahmen ihrer bürgerlichen Konventionen leben, aus dem die Homosexuellen ein bißchen herausragen. Dies liegt in der Natur der Sache, weil Homosexualität nicht so recht in die bürgerliche Gesellschaft passen will. Auch wenn homosexuelle Menschen die bürgerliche Gesellschaft oft imitieren, stehen sie doch außerhalb. Diese moralische Einschränkung existiert nicht für sie, und sie genehmigen sich mehr funktionalen Sex, Sex zur Selbstbefriedigung und Sex ohne Liebe.

Mit unseren Ausführungen zur Homosexualität rühren wir zugleich an eine der Grundlagen, auf denen die Krankheit Aids sich entfaltet hat. Aids ist eine Erscheinung, die in erster Linie die Betroffenen darauf aufmerksam machen will, daß ein enormer Mangel an Liebe besteht. Oft kommt es erst *infolge* von Aids zu Beziehungen, die von sehr starker Liebe getragen werden, wegen der Krankheit aber keinen körperlichen Kontakt mehr zulassen – also zu einer Umkehrung der bisherigen Praxis. Das ist in einem tieferen Sinne sehr heilsam für diese Menschen.

Ihr werdet einwenden, daß sie an dieser ›Heilung‹ oft sterben.

Darauf entgegnen wir, daß sie nicht sterben *können*. Ihr könnt ein Leben ablegen, so wie ihr abends ein Kleid ablegt, aber ihr könnt nicht sterben. Dies mag euch trösten.

Viele andere Dinge kommen zusammen, um das Phänomen Aids in die Welt zu bringen. Was wir ansprachen, war eines davon. Gehen wir jetzt auf die verbleibenden Faktoren ein.

Wie jede Erscheinung, die viele Menschen betrifft, also eine Massenerscheinung, entsteht eine Epidemie wie Aids aus vielen verschiedenen Strömungen. Stellt euch als Sinnbild dafür eine multidimensionale Holographie vor: Damit dieses Gebilde zustande kommt, müssen sich viele Laserstrahlen kreuzen, nicht bloß zwei.

Lieblosigkeit ist eine der Strömungen, die Aids begünstigen. Eine weitere besteht darin, daß Menschen mit ihrem Leben unzufrieden sind. Obwohl sie ihr Leben äußerlich genauso gestalten wie andere, ist es leer – weil es nicht von Liebe erfüllt ist. Nun benötigen einige einen sehr starken Impuls, um sich selbst darauf aufmerksam zu machen. Dieser Impuls muß in eine Richtung gehen, in der tatsächlich Liebe gefördert wird, Liebe aufbrechen kann in diesen Menschen. Liebe ist selbstverständlich in jedem Menschen vorhanden, aber in vielen Menschen verschüttet. Das bedeutet: Es wird nicht nur irgendein Impuls gebraucht, der sie erschüttert wie ein Donnerschlag, sondern einer, der ihnen eine bestimmte Richtung weist. Im Fall von Aids geschieht dies durch die Art der Krankheit; durch den Bereich, in dem die Krankheit sich abspielt; und durch die Konsequenzen, die sich für die Betroffenen aus der Krankheit ergeben. Wenn Menschen, die von Aids betroffen sind oder sich davor fürchten, diese Krankheit in diesem Licht analysieren – also genau betrachten, welchen Zweck sie verfolgt, welche Richtung sie einschlägt, welche Konsequenzen sie für den Betroffenen hat –, dann wird ihnen sehr geholfen sein. Unter Umständen werden sie dann auch geheilt werden können, vielleicht sogar im Rahmen dieses Lebens, das heißt ›geheilt‹ in eurem Sinne. Das bedeutet, daß sie wieder gesund werden und den Virus wieder loswerden können. Dieses war die eine Strömung.

Eine andere Strömung ist die folgende: In der gegenwärtigen Epoche herrscht auf diesem Planeten einerseits ein großes spezialisiertes Wissen, andererseits eine ebenso große Kälte und Lieblosigkeit. In einer solchen Umwelt können die wenigsten Menschen glücklich sein. Viele Menschen fliehen sie, weil sie ihre äußerste Lebensfeindlichkeit nicht ertragen. Aids ist eine von vielen Arten zu fliehen, und zwar eine sehr bezeichnende, weil sich in ihr der beschriebene Zustand der Umwelt sehr genau widerspiegelt.

Während manche fliehen, opfern sich andere regelrecht auf, um auf die Diskrepanz von Wissen und Liebe in dieser Epoche aufmerksam zu machen. Ihr Opfer soll vor allem die Augen dafür öffnen, daß diese Zeit geprägt ist von Kälte, von Egoismus, von Lieblosigkeit – und daß in dieser Atmosphäre ein empfindsamer Mensch nur verkümmern und dahinwelken, aber nicht leben und gesund sein kann. Viele Menschen wählen die Krankheit Aids, ihr erschütterndes Erscheinungsbild und den Tod, zu dem sie führen kann, um auf diesen Mißstand aufmerksam zu machen; und bei vielen Mitmenschen ist ihnen dies tatsächlich bereits gelungen.

Dies sind drei verschiedene Strömungen. Es gibt noch einige andere, aber diese sind die wichtigsten.

Bitte betrachtet Aids einmal in diesem Licht – ob ihr davon nun betroffen seid oder nicht. Ihr werdet dann wissen, daß ihr diese Krankheit nicht zu fürchten habt; daß ihr die Menschen keineswegs zu verurteilen habt, die darunter leiden; und daß ihr sie auch nicht meiden solltet. Ihr werdet euch mit einem Virus nur dann infizieren, wenn ihr dies aus gutem Grund beschlossen habt. Und selbst wenn der Virus bereits in eurem Körper wütet, könnt ihr diesen Beschluß jederzeit umkehren und rückgängig machen. Dies wird für viele Menschen unglaubwürdig klingen, aber es laufen lebende Beweise herum auf diesem Planeten; ihr hier wißt es. Es gibt Menschen, die sich bereits selbst geheilt haben, weil sie plötzlich festgestellt haben, daß dieses Leben doch lebenswert ist; weil sie nämlich mit Hilfe der Krankheit die Liebe entdeckt haben. Sie haben entdeckt, daß sie in der Lage sind, einen Menschen zu lieben, und daß es Menschen gibt, die sie lieben, ohne sie zu gebrauchen, beispielsweise zur Selbstbefriedigung im Rahmen der Sexualität. Denn in ihrem Zustand kann man sie nicht mehr gebrauchen; man kann sie nur noch lieben.

Noch Fragen zum Thema Sexualität?

ANTJE: *Vielleicht könnt ihr etwas zu dem Phänomen sagen, daß anscheinend Frauen leichter in der Lage sind, monogam zu leben, als Männer.*

SAFI: Entgegen der herrschenden Auffassung ist diese Erscheinung der Mode unterworfen, wobei in diesem Bereich Moden nicht nur eine Saison dauern, sondern Jahrhunderte oder Jahrtausende. Diese Mode ist jahrhundertealt, in einigen Teilen eurer Welt Jahrtausende. Polygamie ist keine primäre Veranlagung, sondern eine Mode – wenn auch eine, die sehr tief in euch verankert ist. Sie hängt zusammen mit Gesellschaftsstrukturen und damit verbundener Arbeitsteilung, mit überwiegend praktischen Gründen also. Sie ist weder primär in dem einen oder anderen Geschlecht verankert, noch in tieferen Strukturen eures Wesens. Wie wir bereits ausgeführt haben, seid ihr nämlich weder Frau noch Mann; ihr seid noch nicht einmal Mensch. Ihr seid in erster Linie Wesen, und alles andere ist sekundär oder tertiär. Als Wesen wählt ihr bisweilen einen menschlichen Körper, und dieser erlaubt euch im Rahmen der jeweiligen Epoche und des jeweiligen Kulturkreises, bestimmte Erfahrungen zu machen.

Wenn ihr euch euer Leben unter diesem Gesichtspunkt anschaut, dann werden Unterschiede im Sexualverhalten weniger wichtig sein. Ihr werdet dann begreifen, daß es im Rahmen dieser Existenz wohl wichtig ist, eure tiefen Wünsche zu verwirklichen, daß ihr euch aber nicht darauf zu versteifen braucht, euch ganz und gar mit eurer Geschlechterrolle zu identifizieren und darüber hinaus auch noch mit dem jeweiligen historischen und kulturellen Kontext. Das ist überflüssig. Ihr werdet dann lernen, solche Unterschiede, sofern sie tatsächlich vorhanden sind, gelassen hinzunehmen und so zu leben, wie es euch persönlich paßt. Das ist wichtiger, als über die besagten Unterschiede nachzudenken, denn sie spielen, in diesem Licht betrachtet, keine große Rolle.

In der Urstruktur des männlichen Wesens ist es keineswegs verankert, frei umherzuschweifen, ebensowenig wie das Daheimsitzen in der Urstruktur des weiblichen Wesens. Zwar bestehen diese Unterschiede, aber sie treten – ganz besonders in der gegenwärtigen Epoche – in Vertretern beider Geschlechter in sehr vermischter Weise auf. Sie haben nichts zu tun mit dem einzelnen männlichen oder weiblichen Menschen, sondern es sind Zuordnungen, die ihr im Versuch vorgenommen habt, die große Polarität besser zu verstehen.

Weibliches und Männliches sind freilich nur sehr unzulängliche *Abbilder* der Ur-Polarität.

Es würde ein weiteres Buch erfordern, diese Polarität zu erklären, und wir glauben, daß es zu weit von unserem Thema wegführt. Aber eines wäre wichtig zu sagen: Ihr alle habt beides, Männliches und Weibliches, in euch, sonst könntet ihr gar nicht existieren. Ihr alle existiert im Spannungsbereich dieser beiden Pole, und im Rahmen eurer jeweiligen Existenz ordnet ihr euch an dieser oder jener Stelle der Skala ein. Dieser Punkt kann einmal dichter am sogenannten weiblichen Pol und einmal dichter am sogenannten männlichen Pol liegen; aber außerhalb dieser Pole könnt ihr nicht existieren. Ihr könnt auch nicht ganz und gar männlich oder ganz und gar weiblich sein. Das ist schlechthin unmöglich, denn es gehört zu den Rahmen- und Urbedingungen eures Daseins, daß ihr im Spannungsfeld dieser beiden Pole existiert.

Ihr werdet vielleicht eure Geschlechterrolle ein bißchen anders interpretieren, wenn ihr sie so betrachtet. Ihr seid nicht hier Mann und da Frau, sondern ihr befindet euch irgendwo dazwischen – ihr *alle,* nicht nur die Menschen, die sich bisexuell betätigen. Und in einem tieferen Sinne habt ihr die freie Wahl, wo auf dieser Skala ihr euch befinden wollt. Ihr wählt entsprechend eurer Bedürfnisse, und diese Bedürfnisse wiederum entsprechen einer inneren Notwendigkeit, einen noch unentwickelten Bereich zu entwickeln – gleichsam ein noch eingeklapptes Blütenblatt zu entfalten.

ANTJE: *Was meint ihr dazu, daß manche spirituellen Meister und Lehrer (wie zum Beispiel Yogananda) als Mönche leben, während andere (wie zum Beispiel Pir Vilayat Khan) Familienväter sind?*

SAFI: Wesen, die sich als Lehrer verkörpern, fungieren als Magnete – vermittels ihrer Liebe, ihrer Ausstrahlungskraft. Diese Funktion haben sie ganz bewußt gewählt. Sie ziehen diejenigen Menschen an, die sich in ihrer Richtung wohl fühlen, weil sie ihren inneren Bedürfnissen entspricht. Diese Bedürfnisse entspringen einer inneren Notwendigkeit, eine bestimmte Facette des eigenen Wesens zu entwickeln.

Manche ›Magnete‹ ziehen euch an, andere nicht, je nach eurer Vorliebe und Wesensstruktur, eurem Entwicklungsstand und Temperament. Darum gibt es viele verschiedenartige Lehrer – entsprechend der Vielfalt unter euch.

Für manche Menschen ist das Kapitel Sexualität in diesem Leben bereits abgeschlossen. Solche Menschen werden sich zu einem Lehrer hingezogen fühlen, der beispielsweise ein Yogi ist, und dessen Bestreben dahin geht, die sexuelle Kraft zu transformieren, anstatt sie in sexuelle Begegnung mit anderen Menschen zu leiten; er setzt diese Kraft ein, um einen Kanal zu öffnen, der auf höhere Ebenen führt.

Für andere Menschen hingegen spielt im Rahmen ihrer gegenwärtigen Existenz die Sexualität eine wichtige Rolle. Diese werden sich eher zu einem Lehrer hingezogen fühlen, der die Sexualität in sein eigenes Leben und in seine Lehren einbezieht, wenn nicht gar in den Vordergrund stellt. Alle diese Lehrer – sofern sie wirkliche Lehrer sind, also absolut selbstlos – haben ihren berechtigten Platz. Keiner ist wichtiger oder unwichtiger als der andere, denn jeder erfüllt auf seine Weise die gleiche Funktion: Er zieht Menschen an; durch dieselbe Kraft, die er dazu einsetzt, hilft er ihnen, sich zu verwandeln und zu entwickeln, und weckt in ihnen genau das, was gerade geweckt werden soll oder will.

Kommen wir noch einmal auf die Sexualität ganz generell zurück. Es gibt kein Grundgesetz, das besagt: Sexualität ist wichtig oder unwichtig, heilig oder unheilig. Als einziges Grundgesetz gilt: Folgt eurer Natur, eurem Wesen, eurer inneren Stimme, euren wirklichen Wünschen, die in euch lebendig sind, tiefverankert und deutlich zu spüren. Folgt euren Sehnsüchten. Mit anderen Worten: Seid ihr selbst. Dann werdet ihr euch ganz natürlich entfalten – und *höher*entwickeln. Dieser Fortschritt ist bereits von der Natur vorgesehen. Wie eine Blume nichts weiter zu tun hat, als ihrem tiefsten, lebendigsten Wunsch zu folgen, sich nämlich der Sonne zuzuwenden, genauso würdet ihr alle euch immerzu der Sonne zuwenden, wenn ihr eurer tiefsten Natur erlauben würdet, sich zu äußern und zu handeln.

Nehmt euch bitte immer und immer wieder dieses Gesetz zu Herzen: *Sei du selbst!* Je mehr ihr eurer eigenen Natur folgt, desto natürlicher, besser, schöner, höher und schneller werdet ihr euch entwickeln. Es gibt kein anderes Gesetz. Und könntet ihr euch ein schöneres ausdenken?

Sei du selbst – wir wiederholen dies deshalb so oft, weil wir uns wünschen, daß es durchschlägt. In diesem Grundgesetz ist das ganze Wunder der Schöpfung enthalten. *Jedes Wesen trägt in sich den Keim zu seiner vollkommenen Entfaltung,* ebenso wie ein Samenkorn die vollkommene Entfaltung der Pflanze beinhaltet. Diese Entfaltung kann behindert, verzögert, verzerrt, verbogen werden – aber niemals verhindert. Sie wird sich immer ihren Weg bahnen. Und der beste Weg für jedes Wesen ist der natürliche: *Sei du selbst!* Hört also auf, euch zu schulmeistern, zu maßregeln, Vorschriften zu machen, zu bestrafen und Angst vor euch selbst zu haben. Folgt eurer Natur und vertraut ihr. Sie *ist* vollkommen.

Kinder und Aids · Verbrechen, Gewissen, Gebote · Karma ist nicht unausweichlich · Selbstbefriedigung

ANTJE: *Wie ihr in der letzten Sitzung ausgeführt habt, hat Aids für den Betroffenen einen tiefen Sinn: Er opfert sich vielleicht auf, um darauf aufmerksam zu machen, wie lieblos es in unserer Zeit zugeht!*

Was sagt ihr jedoch über ein Kind, das schon bei der Geburt infiziert ist?

SAFI: Im Falle eines Kindes gilt das erwähnte Motiv sogar besonders oft. Denkt an bestimmte Filme, in denen der Tod eines Kindes die Moral der Zuschauer wirkungsvoller mobilisiert als jegliches sonstige Ereignis. Dies gilt auch in eurem eigenen großen Film, in eurem Leben. Nichts beeindruckt die meisten Menschen so sehr, wie wenn ein unschuldiges Kind leidet.

Bitte vergeßt nicht, daß Kinder nicht nur Kinder sind. Sie sind auch das, was manche von euch ›alte Seelen‹ nennen – Seelen auf einer jahrtausendelangen Wanderschaft in verschiedenen Inkarnationen. Für ihre jetzige Inkarnation können sie die Wahl getroffen haben, daß sie einen besonders erschütternden und beeindruckenden Akzent setzen möchten, der viele Menschen ins Herz trifft und das Herz öffnet. Dies ist nicht nur der Fall, wenn Kinder frühzeitig an dieser Krankheit sterben, sondern ganz besonders auch dann, wenn Kinder mit dieser Krankheit leben und andere Menschen dazu bewegen, sich aufopferungsvoll um sie zu kümmern.

Indem Massenmedien darüber berichten, wird eine enorme Breitenwirkung erzielt.

Dennoch sollte dies *niemanden* dazu veranlassen, sein Verantwortungsgefühl über Bord zu werfen und unsere Lehren als Ausrede zu benutzen. Viele unserer Informationen – besonders die ständig wiederholte Botschaft: Alles, was existiert, hat seine Existenzberechtigung – können mißverstanden werden. Darüber sind wir uns im klaren. Dies ist keineswegs unsere Absicht.

Weitere Fragen?

HEINZ: *Was ist mit Mördern, welchen Platz nehmen sie ein?*

SAFI: Niemand kommt als Mörder auf die Welt. Ihr sprecht gern von ›unschuldigen Kindern‹. Tatsächlich werdet ihr, auch wenn ihr ›alte Seelen‹ seid, unschuldig geboren, und in einem tiefen Sinne bleibt ihr dies auch. Sehr oft geschieht es aber, daß eure ursprünglichen natürlichen Impulse unterdrückt, verbogen, verzerrt, verfälscht werden. Hierzu kann eine schlechte Erziehung beitragen. Dabei handeln Eltern oder andere Erzieher durchaus nicht böswillig, sondern in bester Absicht.

Viele Arten von Verletzungen und Schocks können dazu beitragen, daß ein Mensch verbogen wird. Aber, wie wir bereits gesagt haben, es gibt keine Verbiegung, die stärker wäre als die ursprüngliche Natur des Menschen; *immer* werden die Menschenwesen nach allen Schnörkeln, Schleifen und Umwegen wieder zu ihrer ursprünglichen Unschuld zurückfinden. In einem tieferen Sinne existiert diese ursprüngliche Unschuld *immer*, und alle Verbiegungen und Verzerrungen befinden sich an der Oberfläche des menschlichen Wesens.

Damit ist die Frage aber nur zum Teil beantwortet.

Ein zweiter Gesichtspunkt muß mitbedacht werden. Stellt euch vor, ihr empfindet in einer gefährlichen Situation den dringenden Wunsch, einen Menschen zu verletzen. Angenommen, in diesem Augenblick würdet ihr eine Pause einlegen – eine Pause, die euch erlaubt, euch von der Situation zu distanzieren und einen etwas größeren Überblick zu gewinnen über das, was in euch selbst und in dem anderen Menschen abläuft. Dann würdet ihr im allgemeinen folgendes feststellen: Bevor in euch der Wunsch aufkam, jemanden zu verletzen oder gar zu töten, habt ihr viele andere natürliche Impulse unterdrückt. Diese Unterdrückung hat in eurem Innern einen Druck hervorgerufen, und dieser möchte sich in einer gewaltsamen Entladung äußern, sich Luft verschaffen. Das ist es, was sich als Bedürfnis äußert, zu verletzen oder zu töten.

Dementsprechend würden wir raten: Folgt euren Wünschen und Impulsen in jedem Augenblick. Damit meinen wir nicht Impulse zu *Re*-aktionen, sondern schöpferische, ursprüngliche Impulse. Dann werdet ihr gar nicht erst in eine solche Situation geraten.

Befindet ihr euch aber bereits in einer solchen Situation, dann legt möglichst eine Pause ein. Selbst wenn ihr bloß einen Atemzug lang innehaltet – das genügt bereits, um auf Distanz zu gehen und zu euch zu kommen. Selbstverständlich wäre eine längere Pause besser. In ihr könntet ihr überprüfen, wie es zu dieser Situation gekommen ist; was in euch selbst geschehen ist, damit es dazu kommen konnte; und was der andere dazu beigetragen hat. Ihr könnt ferner versuchen, euch in den anderen hineinzuversetzen. Diese drei Schritte werden es euch ermöglichen, den mörderischen Impuls zu *überwinden,* anstatt ihn nur zu unterdrücken. Und ihr werdet die Möglichkeit haben, euch zu überlegen, wie eine geeignete Handlung aussehen würde.

Denn daß eine Handlung notwendig ist, wenn es einmal zu einer solchen Situation gekommen ist, liegt klar auf der Hand. Diese Handlung kann in einer Äußerung bestehen, welche die Situation klärt – einer Äußerung, die eure eigenen Gefühle in möglichst ungeschminkter Weise wiedergibt. Wie auch immer eure Handlung ausfällt – sie wird angemessen sein, sobald ihr Distanz geschaffen habt. Dann nämlich könnt ihr euch erlauben, eurer eigenen tieferen Natur zu vertrauen, die in dieser Pause zum Vorschein kommen kann. Sie wird das Richtige finden.

HEINZ: *Dürfen wir einen Massenmörder wie Adolf Hitler, der Millionen von Menschen umbringt, töten?*

SAFI: Zunächst einmal ist dies eine theoretische Frage. Ihr seid nicht in dieser Situation. Wärt ihr es, so würdet ihr wissen, was zu tun ist. Möglicherweise befiehlt euch euer Gewissen dann, diesen Menschen zu töten – oder auch nur, ihn auszuschalten. Es könnte aber auch sein, daß andere Stimmen in euch stärker sind: beispielsweise eure Angst, euer Gefühl von Ohnmacht oder eure Erkenntnis, daß es nichts bewirken und nicht ausreichen würde, diesen Menschen umzubringen. Die Antwort lautet: Wenn ihr jemals in eine solche Situation kommt, dann folgt einzig und allein eurem Gewissen. Dieses Gewissen könnte euch sagen, daß ihr diesen Menschen nicht umbringen dürft. Es ist sogar möglich, daß ihr immer noch so etwas wie Liebe und Verständnis für diesen Menschen entwickeln könnt, wenn ihr ihn anschaut, und dann einen anderen Weg findet, um ihn unschädlich zu machen. Viele Möglichkeiten sind denkbar. Folgt eurem Gewissen.

ANTJE: *Es gab Offiziere, die versucht haben, Hitler umzubringen, weil sie keine andere Möglichkeit mehr sahen. Sie sind hingerichtet worden …*

SAFI: Dieser Versuch war edelmütig. Aber aus unserer Perspektive hatte er zwei Fehler: Zum einen war es eine

Verzweiflungstat. Zum anderen war sie nicht durchschlagend. Darum: Wenn einer von euch jemals in eine solche Situation kommen sollte, laßt euch nicht von Verzweiflung leiten. Versucht statt dessen, euch an das anzuschließen, was ihr ›höhere Macht‹ und ›höhere Weisheit‹ nennt, und bittet sie, euch den besten Weg zu zeigen: denjenigen Weg, der wirklich geeignet ist, dem Übel Einhalt zu gebieten. Das muß nicht ein Mord sein. Wenn es aber nach eurem Empfinden nichts anderes sein kann als ein Mord, dann handelt bitte wie ein guter Torero. Führt einen perfekten Streich, der dem Opfer keine Möglichkeit gibt, auszuweichen, und unnötige Quälerei vermeidet.

HEINZ: *Gegen das Gebot »Du sollst nicht töten« wird permanent verstoßen. Also muß das Töten doch seinen Platz haben?*

SAFI: Ebenso wie alle anderen religiösen Gebote, so bedarf auch dieses einer Erklärung, weil es so oft mißverstanden wird. Nicht *Moses* oder irgendeine sonstige Autorität außerhalb von euch ist es, die euch befiehlt: »Du sollst nicht töten.« Wer dies sagt, ist vielmehr derjenige, den ihr als ›Gott‹ bezeichnet. Und Gott existiert nicht irgendwo außerhalb von euch, sondern in euch und durch euch.

Diese Gebote sind nichts als Abbilder tiefer innerer Wahrheiten, die ein Mensch in sich selbst entdeckt hat. In menschlicher und daher teilweise unzulänglicher Sprache geben sie tiefverwurzelte Urinstinkte und Urgebote wieder, die *ihr alle* in euch selbst entdecken könnt. Auch Menschen, die töten, vergewaltigen und foltern, kennen dies in ihrem eigenen Innern. Wenn ihr diese Gebote als innere Richtschnur entdeckt, dann folgt ihnen. Aber mißdeutet sie nicht als Gebote irgendeines fernen Schulmeisters.

HEINZ: *Es heißt, alles habe seine Daseinsberechtigung, alles geschehe nach dem Willen Gottes. Gleichzeitig jedoch hat jeder Mensch seinen freien Willen. Wenn nun immer Gottes Wille geschieht, so geschieht er auch, wenn es zu einem Mord kommt. Wie kann ich den Täter dann überhaupt noch verurteilen?*

SAFI: Du hast nichts zu *verurteilen* – deine eigenen Taten ebensowenig wie das, was ein anderer tut. Wohl aber könnte es in einer gegebenen Situation etwas zu *verhindern* gelten. Dann könntest du vor Entscheidungen stehen, die dich zwingen, zu überprüfen, wie du handeln, welcher Stimme du dabei folgen sollst. Nur das zählt: die Entscheidung des Augenblicks.

›Nichts wird verurteilt‹ heißt nicht, daß ihr einen Freibrief habt. Denn ihr alle habt ein *Gewissen.* Und dieses Gewissen basiert auf einer tiefverwurzelten Urqualität, ohne die kein Lebewesen in diese Welt kommt. Aber ihr habt dieses Gewissen kraft eurer Moralvorstellungen und Erziehungsmaßnahmen oft übermäßig ausgebaut, weit wegentwickelt von dem, was es ursprünglich einmal war. Ihr müßt es befreien von all diesem Ballast, von allem, was nicht primär dazugehört.

Und um herauszufinden, was primär Gewissen ist und was anerzogen, angelernt oder verdreht, müßt ihr der Stimme des Augenblicks gehorchen.

Um auf das Töten zurückzukommen: Aus großer Entfernung betrachtet, hat es zwar einen Platz im Ganzen – so wie in euren Western- und Kriminalfilmen der Schurke seinen Platz hat. Wir können sogar sagen, daß alle Mörder dieser Welt in gewisser Weise auch stellvertretend für euch morden. Das heißt: Wenn ihr daran arbeitet, das ›Böse‹ in euch selbst zu überwinden und zur Einfachheit, Unschuld und Vollkommenheit eurer ursprünglichen Natur zurückzukehren, dann tragt ihr dazu bei, daß es weniger Mörder und weniger Morde auf dieser Welt gibt. So weit können wir gehen. Dennoch wiederholen wir: Dies soll kein Freibrief sein, und Mord ist immer eine Entartung der ursprünglichen Impulse, die in euch wurzeln. Das Ereignis mag im Leben des Täters wie des Opfers seinen Platz haben; doch beide werden an den Folgen dieses Geschehens zu leiden haben, solange sie nicht in der Lage sind, wieder auf den natürlichen Weg ihrer inneren Stimme und ihres eigentlichen Wesens zu kommen. Dies ist es, was ihr *Karma* nennt.

Karma kann sofort stattfinden, Karma kann sich über Jahre, Jahrzehnte oder Existenzen hinweg abwickeln. Aber Karma ist nichts Unausweichliches. Ihr könnt *in jedem Augenblick* zur Wahrheit eures Wesens zurückkehren oder, besser gesagt, erwachen. Mit diesem Erwachen – der ›Heimkehr des verlorenen Sohnes‹ – schneidet ihr jegliches Karma ab. Und in dem Augenblick, wo der verlorene Sohn heimkehrt, gibt es *nichts mehr,* was zu verurteilen, zu verdammen oder zu bestrafen wäre; nichts mehr, was nachwirkt, was irgendeine Buße oder Strafe nach sich zieht. Darin besteht die allgegenwärtige Gnade, zu der ihr *immer* Zutritt habt.

Diese Rückkehr wird in den allermeisten Fällen mit Tränen der Reue verbunden sein: über das, was ihr getan habt; über den vorübergehenden Verlust eurer Unschuld. Auch Tränen der Liebe werden dabeisein: für alle Menschen, denen ihr irgend etwas angetan habt, und für euch selbst, die ihr all dies auf euch genommen und durchlitten habt. Auch Tränen der Erleichterung werdet ihr vergießen. Diese Tränen könnt ihr niemals gewaltsam produzieren, indem ihr euch vorstellt, ihr müßtet jetzt Reue zeigen. Sie können nur von selbst kommen, aus eurem tiefsten Innern. Mit diesen Tränen wird alle Schuld von euch gewaschen. Und wenn ihr dann zurückgekehrt oder aufgewacht seid, dann bitte glaubt nicht, ihr müßtet von dem alten Bündel noch irgend etwas mit euch herumschleppen! Verzeiht euch selbst und nehmt eurerseits dankbar an, daß euch verziehen ist. Zieht einen Schlußstrich.

Und dann versucht von diesem Tag an, alles, was euch begegnet, mit neuen Augen zu sehen: mit den Augen der Liebe. Das bedeutet, daß ihr nicht nur euch selbst verzeiht, sondern auch allen Menschen, die euch jemals etwas angetan haben. Das könnt ihr überhaupt nur in solchen Augenblicken der ›Heimkehr‹, der Reue und des Erwachens.

Das war wieder ein Abstecher, aber sicherlich ein sehr wichtiger.

ANTJE: *Eigentlich gibt es nach dem, was ihr soeben gesagt habt, keine weiteren Fragen. Es ist nur merkwürdig, daß man alles begreift und es dann im Alltag wieder in Vergessenheit gerät.*

SAFI: Ihr seid wie U-Boote. In Augenblicken, wo ihr aus dem Wasser auftaucht, überseht ihr alles und begreift alles. Danach taucht ihr wieder ein in eure Erfahrungswelt, euren Erlebnisbereich. Oft begeht ihr aber dabei den Fehler, daß ihr vergeßt, euer Teleskop draußen zu lassen. Anders als bei einem U-Boot könnt ihr eure eigene Sichteinrichtung nämlich unendlich weit ausfahren. Viele Menschen glauben irrtümlicherweise, ihr eigenes ›Teleskop‹ sei mechanisch wie bei einem U-Boot; deshalb dürfen sie nur bis zu einer bestimmten Tiefe der Existenz tauchen, weil sie sonst keine Verbindung mehr haben mit dem, was sie als ihr höheres Ich betrachten. Das entspricht nicht den Tatsachen. Ihr könnt tauchen, so tief ihr wollt. Ihr dürft nur nicht vergessen, das obere Ende des Teleskops draußen zu lassen. Das bedeutet: In erleuchteten Augenblicken solltet ihr niemals den Fehler machen, euch zu abrupt in die Alltagswelt zurückfallen zu lassen. Ihr könnt schnell zurückkehren. Aber vergeßt nicht, euch in der ›Erleuchtung‹ zu *verankern.* Dazu bedarf es allerdings eines hohen Maßes an Bewußtsein und Aufmerksamkeit.

Das heißt nicht, daß ihr immer neben euch stehen und euch beobachten müßt; ihr könnt euch erlauben, ganz und gar eins zu sein mit euch selbst und mit der Situation, ohne auch nur eine Sekunde lang eure Verbindung mit den ›höheren‹ Schichten eures Seins aufzugeben.

Ihr kennt diese modernen Hundeleinen. Denkt euch eine solche Hundeleine, aber *unendlich* dehnbar. So könnt ihr euch eure Verbindung mit dem ›Höheren‹ vorstellen. Der Hund kann umherschweifen, soviel er will. Aber er wird nicht vergessen, daß er an der Leine ist und ihn Frauchen oder Herrchen jederzeit zurückholen kann. Ihr seid Frauchen oder Herrchen, und ihr seid auch der Hund.

ANTJE: *Welches Thema wollt ihr jetzt behandeln? Schwangerschaftsabbrüche?*

HEINZ: *Onanie …*

SAFI: Segnet alles, was ihr tut. Wenn ihr etwas nicht segnen könnt, dann laßt es. Tut ihr es trotzdem, seid ihr auf Kriegsfuß mit euch selbst. Dies ist das einzige Schwerverbrechen, das ihr begehen könnt.

Das bedeutet: Selbstbefriedigung, wie überhaupt jegliche Art der sexuellen Betätigung, *ist* in dem Maße gesegnet oder nicht gesegnet, wie *ihr* sie segnet oder nicht segnet. Es gibt niemanden außer euch, der es verurteilen oder gutheißen könnte. Lest diesen Satz und zieht eure eigenen Schlüsse. Sie werden bei jedem anders sein. Löscht mit Hilfe dieser neuen Information euer altes Programm: Selbstbefriedigung sei schmutzig, unmoralisch oder ungesund. Tatsächlich kann Selbstbefriedigung einen ungesunden Grad erreichen oder einen ungesunden Aspekt haben – immer dann nämlich, wenn sie aus einem nichtgelebten, verklemmten oder verdrehten ursprünglichen Impuls resultiert. Wenn sie aber einem ursprünglichen Impuls entspricht, dann ist nichts Ungesundes an ihr.

Gelegentlich wird behauptet, der Samen sei ein heiliges Gut, das man hüten solle. Tatsächlich ist der Samen ein heiliges Gut, aber ihr habt es nicht unbedingt bekommen, um es zu hüten; sonst hättet ihr alle diese Impulse nicht. Ihr könnt aber an einem Punkt eurer Entwicklung angekommen sein, wo ihr die Möglichkeit habt, mit diesem Gut anders umzugehen, etwas Neues zu entwickeln und eine andere ›Stufe‹, einen anderen Erfahrungsbereich zu erreichen. Dann mögt ihr unter Umständen Tantra praktizieren oder andere Arten des Yoga. Das hängt davon ab, an welchem Punkt eurer Entwicklung ihr euch gerade befindet. Wenn ihr an einem solchen Punkt angelangt seid, werdet ihr es wissen, denn dies wird sich wiederum als Wunsch oder Impuls oder Eingebung äußern.

Noch mehr Fragen dazu?

HEINZ: *Viele Menschen glauben, daß Onanie eine große Energieverschwendung ist, die körperlich schadet. Sie können es aber trotzdem nicht lassen und befinden sich dann im Zwiespalt mit sich selbst.*

SAFI: Ihr könnt euch körperlich schaden, wenn ihr beispielsweise statt euren ursprünglichen Impulsen zu folgen, irgendwelchen Vorstellungen, Überlegungen oder Moden nachgebt oder, in Verkennung der eigenen Bedürfnisse, euch anstecken laßt von Dingen, auf die ihr reagiert, weil sie euch ›antörnen‹, weil sie euch verlocken. Ihr tut dies sehr oft gegen besseres Wissen, in Augenblicken, in denen ihr spürt, daß eigentlich etwas ganz anderes dran ist. Wenn ihr so handelt, könnt ihr eurer Gesundheit insofern schaden, als ihr dann erstens wiederum mit euch selbst uneins seid und zweitens mit euren Energien tatsächlich unsachgemäß, das heißt unnatürlich umgeht. Viele Menschen handeln so.

Aber welchen Schaden auch immer ihr anrichten mögt – er ist in jedem Augenblick reversibel, reparabel, heilbar. Denkt an die Rückkehr des verlorenen Sohnes. Ihr habt in jedem Augenblick die Möglichkeit, zu euch selbst zurückzukehren. Sogar bereits angerichtete Schäden könnt ihr wieder beheben. Eure Aufgabe bestünde darin, herauszufinden: Was will der Augenblick von euch? Was wollt ihr wirklich? Dazu solltet ihr einen Moment lang in euch gehen und spüren. Vergeßt für einen Augenblick die Außenwelt mit ihren Reizen und Informationen, kehrt ihr den Rücken zu und taucht in die Innenwelt ein. Dort werdet ihr eure wahren Gefühle und Bedürfnisse finden.

Ihr könnt fragen: Wurde der sexuelle Akt denn nicht dafür geschaffen, in Form einer Begegnung stattzufinden? Wurde das sexuelle Bedürfnis nicht dafür geschaffen, eine Begegnung herbeizuführen? Grundsätzlich und primär ist das so. Trotzdem mögt ihr in Situationen sein, wo euch spontan die Lust nach sexueller Betätigung anwandelt und ihr kein Gegenüber habt. Es gibt viele mögliche Umstände, unter denen Selbstbefriedigung ein durchaus natürlicher Prozeß ist. Das könnt ihr aber nur allein herausfinden und auch nur im jeweiligen Augenblick. Ihr könnt es nicht für andere Menschen herausfinden, ebensowenig wie andere für euch; und ihr könnt es nicht für einen zukünftigen Augenblick herausfinden, allenfalls noch im nachhinein für einen vergangenen.

Reicht das?

HEINZ: *Ja. Keine Fragen mehr.*

SAFI: Gut. Es sollte für heute reichen. Es ist nicht mehr viel Energie vorhanden. Wartet.

Sehr wichtige Sitzung heute. Wichtig fürs Buch und wichtig für euch. Und wichtig für uns.

ANTJE: *Wieso ist es für euch wichtig?*

SAFI: Ihr vergeßt, daß wir mit euch ebenso zusammenhängen wie ihr mit uns! Ihr seid ein Teil von uns. Es ist weniger so, daß wir ein Teil von euch sind, aber ihr seid ein Teil von uns. Und selbstverständlich liegt uns jeder Teil von uns selbst am Herzen. Ihr macht euch bereits die allergrößten Sorgen, wenn euer Fuß ein Hühnerauge hat, eure Hand nicht richtig funktioniert oder euer Kopf schmerzt. Dabei seid ihr für uns noch viel wichtiger als für euch die genannten Körperteile.

ANTJE: *Wenn wir uns dumm verhalten, fühlt ihr euch also nicht gut?*

SAFI: Sagen wir: Wir versuchen dann, euch zu helfen, indem wir euch darauf aufmerksam machen, daß ihr euch nicht so abzustrampeln braucht. Wir würden nicht sagen, daß wir uns nicht gut fühlen. Sondern *anstatt* uns ›nicht gut zu fühlen‹, helfen wir euch. Auch hierin liegt wieder ein wichtiger Hinweis, der euch ebenfalls helfen kann. Auf eurer Ebene könnt ihr euch genauso verhalten.

Das Leben, Schule oder Fest? · Sinnlichkeitstraining · Ist Ehebruch erlaubt? · Abtreibung, Staat und Kirche

Ihr alle seid in dieser Welt nicht nur, um, wie viele spirituelle Zeitgenossen glauben, zu lernen, sondern auch, um schlicht zu erleben und zu genießen.

Ihr seid nicht nur in einer Schule. Ebensowenig seid ihr nur auf einer Bühne, als Akteure in einem Stück, das ihr selbst inszeniert habt. Ihr seid auch auf einer Party, auf einem Fest.

Jeder eurer Tage könnte ein Fest sein, wenn ihr euch diese Tatsache bewußtmachen würdet. Allein schon euer physischer Körper bietet euch eine großartige Gelegenheit dazu. Mit euren Augen könnt ihr Farben und Strukturen wahrnehmen – und in andere Augen schauen. Mit euren Ohren könnt ihr eine ungeheure Vielfalt an Geräuschen wahrnehmen, vom Pfeifen des Windes über den Vogelschrei bis hin zur Hindemith-Sinfonie. Ihr habt viele Sensoren im Körper, die euch die unterschiedlichsten sinnlichen Empfindungen ermöglichen. Nicht nur in den Fingerspitzen, sondern in der gesamten Haut, auf der Zunge, überall.

Dies alles nehmt ihr üblicherweise sehr achtlos und beiläufig wahr. Dadurch entgeht euch sehr viel. Ihr seid üblicherweise so sehr mit euren Gedanken beschäftigt, daß ihr den Reichtum, der euch über eure Sinne zur Verfügung steht, nicht wahrnehmt und nur selten genießt. Selbst euer Essen schlingt ihr herunter, ohne wirklich wahrzunehmen, was ihr eßt, wie es schmeckt, welche Konsistenz es hat, wie sein Geschmack sich im

Mund verändert und welche Auswirkungen es auf euren Körper hat. Dies könntet ihr nämlich sofort wahrnehmen. Ein bißchen Schulung gehört allerdings dazu, weil ihr es nicht mehr gewöhnt seid. In früheren Zeiten war es für die Menschen lebenswichtig, diese Wirkungen sofort wahrzunehmen, um festzustellen, ob eine Sache als Nahrung geeignet, ob sie giftig oder ungiftig ist, ob sie schwächt oder stärkt, aufputscht oder beruhigt, erhitzt oder kühlt. Ihr würdet eure Welt ungeheuer bereichern, wenn ihr all diese Wahrnehmungsmöglichkeiten entdecken würdet, und wenn ihr lernen würdet, diese Welt, die euch für kurze Zeit zur Verfügung steht, bewußter zu genießen. Darüber hinaus würde es euch auch helfen, den Verwirrungen und Verfilzungen eures Denkapparates zu entkommen. Ihr wärt sehr viel gelassener und wesentlich besser in der Lage, im Augenblick zu leben. Viele ›Probleme‹ würden sich von selbst erledigen: Probleme, die nur deshalb bestehen, weil ihr euch in euren Gedankenstrukturen dreht wie ein Hamster in seinem Tretrad.

Ein kleines Sinnlichkeitstraining auf allen Ebenen würde jedem von euch sicher sehr guttun.

Selbstverständlich gehört dazu auch, die Sinnlichkeit in euren sexuellen und erotischen Beziehungen zu trainieren. (Dabei dürft ihr Sinnlichkeit nicht mit Sex verwechseln.) Würdet ihr mehr Sinnlichkeit in eure sexuellen Beziehungen bringen, so wie ihr mehr Sinnlichkeit in eure Art zu essen bringen könnt, dann würden sich euch Welten öffnen, die vielen von euch leider verschlossen sind, weil sie auch den Sex herunterschlingen wie das Essen. Euer Erlebnis- und Erfahrungsrepertoire würde sich dadurch ungeheuer erweitern, und zwar nicht äußerlich-technisch, sondern *innerlich,* indem ihr klarer und bewußter empfindet, was ihr tut.

Alles, was ihr tut, kann auf diese Weise ein Fest werden. Wenn ihr auf diese Weise euer Leben bereichert, werdet ihr es gleichzeitig aufhellen; und dadurch wird es *spiritueller* werden. Spiritualität hat nichts, aber auch gar nichts mit Lebensfeindlichkeit und Genußfeindlichkeit zu tun. Wohl gibt es Askese aus spirituellen Gründen, aber wohlverstandene spirituelle Askese ist niemals lebens- und genußfeindlich. Sie schließt eine andere Art von Genuß ein, die unbeschreiblich viel größer und intensiver sein kann als der Genuß, den ihr normalerweise auf eurer physischen und emotionalen Ebene kennt. Wenn Spiritualität sich verbissen, verbiestert, genuß- und lebensfeindlich zeigt, dann ist sie eigentlich keine, sondern eine Geisteshaltung, die sich aus Verzweiflung, Angst oder Enttäuschung herauskristallisiert, immer aus einer Verneinung. Wahre Spiritualität aber entspringt immer der Bejahung. Bejahung ist ein Schlüssel für absolut alles in eurem Leben.

ANTJE: *Sagt ihr uns etwas über den sogenannten Ehebruch? Dabei geht es einerseits um verheiratete oder aneinander gebundene Partner, andererseits um diejenigen, die in deren Beziehung einbrechen. »Du sollst nicht ehebrechen« – ist dies ein verbindliches Gebot?*

SAFI: Ebenso wie das Gebot, von dem letztes Mal die Rede war, ist dies ein inneres Gebot, das Menschen in sich selbst entdeckt haben – und nicht nur in sich selbst, sondern in einer Tiefe ihres Wesens, die sie erkennen ließ, daß sie sich in einem gewissermaßen transpersonalen, kollektiven Bereich befanden. Das bedeutet: Sie identifizierten dieses Gebot als allgemein menschliches Empfinden. Ihr alle werdet zugeben, daß ihr, wenn ihr eurem Empfinden folgt, eine Hemmung vorfindet in euch, die es euch schwermacht, euch etwas anzueignen, was eurem Nächsten gehört. Möglicherweise legt ihr es aufgrund irgendwelcher Zwänge und Strukturen, die zu erläutern hier vielleicht zu weit führen würde, darauf an, gerade diese Hemmung zu überwinden. Nichtsdestotrotz ist diese Hemmung eine Tatsache. Sie entstand und entsteht aus dem Urwissen von der Einheit, das jeder Mensch tief in sich trägt. Tief innen weiß jeder Mensch, daß alles, was existiert, verbunden ist, letztlich eins ist, und daß auch alle Menschen, die ganze Menschheit letztlich eins ist. In den tiefsten Tiefen eures Wesens – dort, wo das Wachbewußtsein der meisten von euch nicht hinreicht – wißt ihr: Wenn ihr einen Menschen tötet, bestehlt oder ihm sonstwie Schaden zufügt, fügt ihr euch selbst Schaden zu. Daher rühren die angesprochenen Gebote: Sie sind nichts anderes als Ausdruck des Wissens um die Einheit.

Damit ist die Frage aber nur teilweise beantwortet.

Selbstverständlich könnt ihr trotz dieses tiefen Wissens um die Einheit den Wunsch haben, etwas zu tun, was vielleicht erst in zweiter Instanz, sozusagen indirekt, eurem Nächsten Schaden zufügt oder weh tut. Wenn ihm etwas weh tut, muß dies allerdings nicht immer Schaden sein. Es kann auch Nutzen sein. Ihr wünscht euch also etwas für euch selbst, und indem ihr es euch nehmt, tut ihr einem anderen Menschen unter Umständen weh oder bringt ihn in Konflikt. Dabei müßt ihr bedenken: Jeder Beteiligte spielt sein eigenes Drama, dessen Grundzüge er selbst entworfen hat; gleichzeitig sind all diese Einzeldramen miteinander verflochten. Es ergibt sich durch die Gesetze von Anziehung und Abstoßung über viele Ebenen hinweg ein Zusammenspiel wie nach einer Choreographie, nur daß der Ablauf nicht im voraus von einem Choreographen beschlossen wurde, sondern sich in jedem Augenblick lebendig gestaltet kraft dieser Gesetze. Anziehung entsteht ja nicht nur dadurch, daß ein Mensch einen anderen Menschen attraktiv findet, sondern auch dadurch, daß sich die Gefühls- und Gedankenstrukturen zweier Menschen ergänzen.

Für eure Frage nach dem Ehebruch folgt daraus: Ihr habt letztlich keine immer verbindliche Richtschnur, kein Gesetzbuch, das wir euch geben können. Würdet ihr das überhaupt wollen? Was ihr wünscht, ist doch *Befreiung* – also gerade *keine* Richtschnur, *kein* Gesetz, das besagt: Ihr dürft (nicht) eure eigene Ehe brechen oder in die Ehe eines anderen Menschen eindringen.

Was ihr tun könnt, ist zweierlei. Zum einen solltet ihr euch der Tatsache bewußt werden, daß ihr keinem Wesen Schaden zufügen könnt, wenn nicht ein Teil dieses Wesens euch dazu einlädt. Zum zweiten solltet ihr euch immer wieder bewußtmachen: Was sich auf der physischen Ebene abspielt, eure alltägliche Wirklichkeit also, ist ein Experimentierfeld, eine Spielwiese und ein Theaterstück, in dem es unter anderem, aber zu einem sehr wichtigen Teil darum geht, daß ihr zu experimentieren lernt. Diese physische Ebene ist für euch ein Spiegel, der Auskunft gibt über euch selbst. Auch die Situation eines Ehebruchs könnt ihr als Spiegel benutzen, um zu sehen, wer ihr seid, wie ihr mit euch selbst und euren Mitmenschen umgeht. Ihr solltet euch allerdings nicht vor den Spiegel stellen in der Absicht, euch zu kritisieren, zu verurteilen für das, was ihr tut oder nicht tut – sondern als interessierter Beobachter. Allein diese Bewußtheit wird euch andere Handlungsmöglichkeiten eröffnen. Ihr werdet, wenn ihr eine solche Situation mit diesen Augen betrachtet, weniger gefangen sein in euren Verhaltensstrukturen. Ihr werdet freier sein, um zu wählen, was ihr wirklich tun wollt; welchem Impuls, welcher Notwendigkeit ihr wirklich folgen wollt.

Möglicherweise kann ein Ehebruch eine zwingende Notwendigkeit sein. Wenn dies so ist, dann wird kein Zwiespalt in euch auftreten. Dann werdet ihr es tun und wissen, daß es gut ist. Ihr werdet dann allerdings auch alle Folgen, die daraus entstehen mögen, auf euch nehmen und versuchen, so gut wie möglich damit umzugehen. Ihr werdet dann aber auch im nachhinein feststellen, daß es gut *war.* Es wird ein sehr klarer Weg sein, auf dem es keinen Zweifel gibt.

Ebensogut könnte die innere Notwendigkeit aber auch darin bestehen, *keinen* Ehebruch zu begehen, sondern dem eigenen Partner auf der körperlichen und emotionalen Ebene die Treue zu halten. Wie ihr euch verhalten solltet, ist eine Frage der zwingenden inneren Notwendigkeit, die zu euch spricht. Ihr handelt richtig, sofern ihr euch nicht im Zwiespalt befindet, wenn ihr dieser inneren Stimme folgt, sondern im Einklang mit euch selbst steht – ganz gleich, was ihr dann tut und wie es nach den gängigen Normen bewertet würde.

HEINZ: *Das fällt auch unter das Gesetz »Folge dir selbst« …*

SAFI: Wir haben versucht, dieses Gesetz hier etwas konkreter zu erläutern. Wir hoffen, daß es jetzt verständlicher ist.

ANTJE: *Man muß nur wirklich daran interessiert sein, die innere Stimme zu erkennen und sie nicht niederzuknüppeln.*

SAFI: Ihr verfügt über einen eingebauten Mechanismus, der euch zu euch selbst treibt – und damit zur *Vollkommenheit.* Er besteht darin, daß ihr euch unwohl fühlt, wenn ihr eurer inneren Stimme entgegenhandelt. Ihr könnt dies hundertmal tun und werdet euch hundertmal unwohl fühlen. Irgendwann wird es euch reichen. Es gibt Menschen, die nicht hundert Versuche brauchen, sondern nur einen, um zu entdecken, was ihnen guttut. Wie langsam oder schnell sie ans Ziel gelangen, spielt aber aus unserer Perspektive keine große Rolle.

In welchem Sinne sprechen wir hierbei von Vollkommenheit? Selbstverständlich herrscht Zwietracht zwischen den Menschen – und Zwiespalt in ihrem Inneren.

(Dabei handelt es sich in Wahrheit um zwei Aspekte ein und desselben Phänomens.) Selbstverständlich werden Fehler gemacht, kommt es zu Irrtümern, treten Ärgernisse auf und noch Schlimmeres. »So kann die Welt doch nicht vollkommen sein!« werdet ihr einwenden. Wenn ihr aber euer eigenes Leben und eure eigene Persönlichkeit betrachtet, so werdet ihr feststellen, daß ihr den Antrieb zur Vollkommenheit in euch tragt. Er äußert sich klar und unmißverständlich durch die bereits erwähnten Impulse, durch Wünsche – eure wahren Wünsche –, durch die innere Stimme, durch Intuition und Eingebung. Ferner äußert er sich dadurch, daß ihr euch unwohl fühlt und euch in Situationen bringt, die nicht ›stimmen‹ – bis hin zu sehr schmerzlichen Katastrophen –, sobald ihr ihm zuwiderhandelt. Dieses Unbehagen ist *keine Strafe,* die irgendeine Autorität euch aufgebrummt hat – sondern eine *Gnade.* Denn damit verfügt ihr über ein Korrektiv: Ein eingebauter Mechanismus hilft euch, zu euch selbst zurückzufinden, ihr selbst zu sein – und damit *glücklich* zu werden.

HEINZ: *Widerfährt mir etwa eine Gnade, wenn ich mit dem Auto gegen einen Baum fahre? Für viele ist eine solche Logik sehr schwer verständlich.*

SAFI: Unverständlich ist sie vor allem für Moralapostel, die sich sagen: »Du darfst dieses oder jenes nicht tun; und wenn du es doch tust, wirst du bestraft.« Diese Interpretation geht fehl, weil sie viel zu eng ist. Sie erlaubt euch, nur einen winzigen Aspekt der Zusammenhänge zu sehen, und selbst diesen nur durch eine dunkelgraue Brille. Wir versuchen, euch den Hintergrund des erwähnten Mechanismus verständlich zu machen, so daß ihr begreift, welch ungeheure Gnade darin liegt, daß ihr einerseits frei denken und handeln, tun und lassen dürft, was immer ihr wollt – und daß ihr andererseits in euch selbst zugleich den Antrieb zu höchster Vollkommenheit habt. Höchste Vollkommenheit, bitte bedenkt das, bedeutet höchstes Glück. Und umgekehrt bedeutet höchstes Glück höchste Vollkommenheit. Das ist sehr wichtig! Unser größter Wunsch ist es, daß ihr begreift, *wie sehr ihr euch einengt, wenn ihr an Schuld und Strafe glaubt.* Mögen euch diese Informationen helfen, euch zu befreien und zur wahren Freiheit und zum wahren Glück eures Wesens zu finden.

HEINZ: *Derart umzudenken, wird vielen Menschen sehr schwerfallen. Der Trinker betrachtet die Kopfschmerzen, die er am Morgen nach dem Rausch hat, als Strafe für ein Vergehen – nicht als Gnade.*

SAFI: Es gibt keine Strafe. Aber *Ver-gehen* ist ein gutes Wort. Es ist wie Ver-laufen, ihr habt euch verlaufen. Ihr habt aber einen Kompaß, der euch immer wieder die Richtung zeigt. Und diese Richtung hat euch niemand vorgeschrieben. Die Richtung ist euer eigenes Wesen, das nach Glück strebt. Und Glück liegt darin, daß ihr ihr selbst seid. Das ist der Kompaß.

ANTJE: *Wir hatten vorgesehen, etwas über Schwangerschaftsabbrüche zu sagen.*

SAFI: Gibt es dazu eine konkrete Frage?

ANTJE: *Ist Abtreibung grundsätzlich Mord – oder hat sie auch ihren Platz?*

SAFI: *(Pause)* Wir müssen uns einstellen...

Zu diesem Thema gibt es viel zu sagen. Wir müssen ordnen.

Beginnen wir vielleicht am besten nicht bei der Frau, die nicht Mutter werden will, beginnen wir bei dem ungeborenen Kind, bei dem Wesen, das sich verkörpern will – oder nicht will.

Wenn ihr vor der Entscheidung steht, ob ihr ein Leben in einem menschlichen Körper auf dieser Erde beginnen möchtet oder nicht, gibt es Situationen, wie ihr sie ähnlich in eurem Alltag erlebt. Ihr steht vor der schwierigen Entscheidung, zwischen zwei Möglichkeiten zu wählen, die beide gut und wichtig sind. Ihr *müßt* eine wählen. Um euch die Entscheidung zu erleichtern oder zu ersparen, laßt ihr manchmal das Schicksal entscheiden. Ihr kennt das. Ihr sucht ein Omen, werft eine Münze, zieht eine Karte – oder ihr laßt andere Menschen für euch entscheiden. Ein Beispiel: »Soll ich lieber diesen oder jenen Mann heiraten? Ich weiß nicht. Beide sind gut. Heirate ich den, der mich zuerst fragt.«

Viele ungeborene Kinder, die abgetrieben werden, haben einen ähnlichen Weg gewählt. Es war an der Zeit, und es war nicht an der Zeit. Sie wollten sich die Entscheidung ersparen – und ließen das Schicksal entscheiden. Das Schicksal hat entschieden: in Gestalt der Mutter, die sich dafür oder dagegen ausspricht, das Kind zu bekommen.

ANTJE: *Das ist überraschend!*

SAFI: Auch Safi ist überrascht. Sie hört zu und staunt. Sie hat etwas ganz anderes erwartet.

Viele andere Möglichkeiten sind ebenso denkbar. Das Wesen, das für eine Weile als ungeborenes Kind existiert, könnte der Persönlichkeit der Mutter helfen wollen, etwas abzuschließen, was unter Umständen mit ihr selbst oder mit Beziehungen zu anderen zusammenhängt.

Es gibt so viele Möglichkeiten, daß es schwer ist, sie zu ordnen. Aber ihr erseht aus unseren beiden Beispielen etwas sehr Wichtiges: *Es gibt grundsätzlich keine*

Opfer. Ein *Wesen* ist niemals ein Opfer; es ist weit erhaben darüber, Opfer zu sein. Ein Wesen kann sich aber entschließen, für einen bestimmten Bereich seiner Existenz aus einem bestimmten Grunde die Rolle des Opfers zu wählen, und es gibt unzählige Möglichkeiten, die es dazu bewegen können, diese Rollen zu wählen. Doch niemals trifft es diese Wahl bloß egoistisch. Niemals geht es ihm ausschließlich darum, selbst eine bestimmte Erfahrung als Persönlichkeit, als Kind, als Fötus oder als was auch immer zu machen; sondern gleichzeitig will es einem anderen Wesen zu einer entsprechenden Erfahrung verhelfen. Beides hängt immer zusammen. Ihr alle haltet euch sehr oft für Egoisten, weil ihr nur euren eigenen Interessen folgt. Tatsächlich ist dies oft der Fall; dann ist es für euch alle ein wunderbarer Durchbruch, wenn es euch gelungen ist, aus dem Käfig des Egoismus zu entkommen, und ihr Zugang gewonnen habt zu eurer Liebe.

Aber seid getrost: Diese Liebe existiert, wie bereits gesagt, in euch allen; und mit allem, was ihr tut, tut ihr etwas für andere Menschen. Denn mit allem, was ihr tut, bewegt ihr irgend etwas in dieser Welt, das sich auf andere Menschen auswirkt. Ihr seid miteinander verflochten wie Organe ein und desselben Organismus. In diesem Sinne *gibt es keinen Egoismus.*

Um also auf eure Frage zurückzukommen: Jeder der beiden Beteiligten, das Ungeborene ebenso wie die Frau, hat diese Konstellation aus irgendeinem für ihn wichtigen Grunde gewählt. Das bedeutet allerdings nicht, daß es für beide daraus kein Entrinnen gäbe. Wenn wir immer wieder betonen: »Alles, was ist, hat seine Existenzberechtigung«, so meinen wir damit nicht: »Alles, was ist, ist schön und gut.« Aber alles, was ist, hat seine Existenzberechtigung. Und jeder, der etwas tut oder sich passiv in eine Rolle begibt, hat seine Gründe dafür. Diese Gründe mögen gut oder schlecht, logisch oder unlogisch sein – er hat seine Gründe, und sie sind ihm wichtig. Damit dürften sich viele Fragen nach Schuld oder Unschuld erübrigen.

Im übrigen gilt in diesem Zusammenhang, was wir vorher bereits gesagt haben: Eine Frau, die vor der Entscheidung steht, abzutreiben, sollte nach nichts anderem handeln als nach dem, was sie als richtig empfindet. Sie kann dies sehr leicht herausfinden, wenn sie einerseits in sich geht, um ihre Empfindung aufzustöbern und zu spüren, andererseits sich die jeweiligen Konsequenzen vorstellt und dann feststellt, wie sie sich fühlt. Wie fühlt sie sich, wenn sie das Kind zurückgeschickt hat? Wie fühlt sie sich, wenn sie das Kind ausgetragen hat?

In einer dieser beiden Vorstellungen wird sie sich wohl und erleichtert fühlen. Diesen Weg soll sie wählen. Falls dies der Weg der sogenannten Abtreibung ist, dann sollte sie sich mit dem anderen Wesen in Verbindung setzen und mit ihm sprechen. Dieses Gespräch kann ihre Entscheidung ändern – oder bestätigen.

Ergänzende Fragen?

HEINZ: *Für mich liegt die Schwierigkeit darin, daß es nicht so einfach ist, bei solchen Entscheidungen Klarheit zu bekommen. Einerseits wird eine Frau viele Gründe sehen, das Kind abzutreiben; andererseits wird das Gewissen ihr sagen, daß sie es austragen muß. Sie wird im Zwiespalt sein. – Aber darauf habt ihr eigentlich ja schon geantwortet …*

SAFI: Vielleicht können wir noch ergänzen: Nützlich wäre es bei allen Situationen, in denen ihr Entscheidungen treffen müßt und damit Schwierigkeiten habt, zunächst einmal alle Gründe dafür und dagegen aufzulisten, im Kopf oder auf dem Papier, und vor allem einen nach dem anderen zu *hinterfragen*, ihren Hintergrund zu durchleuchten. *Woher* kommt dieser Pro-oderkontra-Grund? Entspringt er einem Gefühl? Meinem eigenen Gewissen? Einer Information, die ich bekommen habe? Einer Befürchtung? Einer fremden Moralvorstellung, die nicht die meine ist? Es werden nur sehr wenige Gründe übrigbleiben, die eurem eigenen Empfinden entsprechen. Folgt daraufhin den Empfehlungen, die wir euch vorher gegeben haben: Spürt und visualisiert; malt euch beide möglichen Entscheidungen mit allen Konsequenzen aus und stellt euch vor, wie ihr euch fühlen würdet, nachdem ihr euch unwiderruflich entschieden habt. Bei einer der beiden Vorstellungen werdet ihr euch wohl und vor allem erleichtert fühlen. Welche das ist, könnt nur ihr selbst feststellen.

ANTJE: *Gesetzgeber und Kirche dürften sich also nicht einmischen?*

SAFI: Politiker und Kirchenvertreter haben ihre Aufgaben. Sie sind gezwungen, so vorzugehen, wie sie vorgehen. Es entspricht vollkommen ihren menschlichen Überzeugungen und Vorstellungen von ihrer Aufgabe. Sie handeln so, weil sie so handeln müssen – weil die Mehrzahl der beteiligten Personen dies als richtig empfindet. Hier aber geht es um die einzelne Person, die sich in einer solchen Lage befindet. Und auch sie muß möglichst ihrem eigenen inneren Gesetz folgen.

ANTJE: *Hat dieses eigene innere Gesetz auf jeden Fall Vorrang vor einem gesellschaftlichen oder kirchlichen Gesetz?*

SAFI: das ist eure Entscheidung. Ihr müßt sie treffen und die Konsequenzen kennen. Wenn euer eigenes inneres Gesetz euch in Konflikt bringt mit dem äußeren Gesetz, müßt ihr abwägen: Was ist wichtiger? Es ist eure Entscheidung. Es gibt keinen anderen Weg. Es könnte sein, daß ihr in einem solchen Fall dem äußeren Gesetz folgt, weil ihr abwägt und feststellt: Die Konsequenzen, die sich aus einem möglichen Rechtsbruch ergeben würden, wären noch schlimmer als die Konsequenzen, die sich daraus ergeben würden, daß ihr eurem eigenen inneren Gesetz zuwiderhandelt; es kann genausogut umgekehrt sein. Es ist möglich, daß sich für euch ein Rechtsbruch nur dann lohnt, wenn er im Interesse der Allgemeinheit oder im Interesse einer Sache geschieht. Wie auch immer, es ist eure Entscheidung. Ihr lebt in dieser Welt und damit innerhalb eines komplizierten Wechselspiels zwischen Individuum und Kollektiv, zwischen euren inneren Gesetzen und den äußeren Gesetzen; und ihr müßt feststellen, wo die äußeren Gesetze für euch bindend sind und wo nicht. Es gibt keinen anderen Weg.

Ihr könnt dazu beitragen, daß die Gesetze geändert werden, wenn sie euch nicht gefallen – übrigens nicht nur dadurch, daß ihr zur Wahlurne geht. Ihr könnt euch an Demonstrationen, Petitionen, Unterschriftensammlungen und vielen anderen äußeren Aktivitäten beteiligen. Vor allem könnt ihr auch durch eine sehr klare Haltung, eine sehr klare innere Entscheidung, durch Visualisierung, Gebet und all die Techniken, die euch zur Verfügung stehen, dazu beitragen, daß Gesetze geändert werden, die euch nicht passen. Ihr tragt weit mehr zu eurer politischen Situation bei, als ihr üblicherweise annehmt. Ihr seid weitaus demokratischer organisiert, als es den Anschein hat. Ihr lebt in einer *telepathischen Demokratie.* Das könnt ihr euch zunutze machen. Wichtig ist dabei allerdings: Wenn ihr euch in die telepathischen Wahlen einschalten wollt, die ständig stattfinden, muß eure Motivation sehr stark sein. Die Motivation ist die Kraft, die bewirkt, daß sich etwas ändert. Wenn ihr nicht sehr interessiert seid, wird sich nicht viel bewegen.

Wie bringt man eine Beziehung ins Gleichgewicht? · Achtung: Magie! · Folgt euren Wünschen!

Ralf (ein neuer Teilnehmer an den Sitzungen): *Ich möchte etwas über meine Beziehung zu E. wissen …*

Safi: Im Augenblick legst du viel Gewicht in die Beziehung. Versuche dich ein bißchen leichter zu machen. Indem du dich schwer gemacht hast, ermöglichst du es ihr, sich ein bißchen leichter zu machen.

Verstehst du das?

Ralf: *Wäre es umgekehrt besser?*

Safi: Besser wäre es, Gleichgewicht herzustellen. Aber wie? Du kannst einen Teil deiner persönlichen Kraft, die du ihr gegeben hast, wieder zurücknehmen. Dazu kannst du dir beispielsweise vorstellen: Sie sitzt oder steht dir gegenüber, und mit einem tiefen Atemzug in den Bauch holst du dir alles zurück, was zu dir gehört. Damit nimmst du ihr nichts von ihrer Kraft, sondern das, was du ihr unzweckmäßigerweise von deiner persönlichen Kraft gegeben hast. Das war für sie kein Kraftzuwachs, sondern unterschwellig eher so etwas wie eine Belastung, ein Gewicht. Du kannst es zurückholen. Und dann versuche ein bißchen mehr zu dir zu kommen und bei dir zu bleiben. Hole dich immer wieder zurück. Es wird euch beiden guttun und der Beziehung größere Chancen geben.

Ihr könnt einem Menschen ganz bewußt aus Liebe Kraft schicken, die er für sich gebrauchen kann. In diesem Fall schickt ihr nicht einen Teil von eurer persönlichen Kraft – sondern Liebe, die durch euch hindurchströmt. Wenn ihr euch aber mit Gedanken und Gefühlen nicht aus Liebe an eine Person heftet, sondern weil ihr von dieser Person etwas haben möchtet, erzielt ihr damit einen ganz anderen Effekt, und ihr schickt der Person keine Kraft. Wenn ihr Glück habt und sich eure Beziehung im Gleichgewicht befindet, ist es gut; wenn sie es nicht ist, fühlt sich der andere belastet durch dieses Zuviel an Kraft, das ihm geschickt wird – auch wenn er es vielleicht nur unterschwellig spürt.

RALF: *Aber wie sieht das praktisch aus? Eine Beziehung hat ja nicht nur geistige Aspekte.*

SAFI: Du legst das Fundament für eine Beziehung im Geist. Alles, was du verändern willst, kannst du am besten geistig verändern. Dadurch schaffst du neue Bedingungen, in welche die Beziehung gemäß deiner ›Programmierung‹ hineinwachsen kann. Das bedeutet: Wenn du die von uns vorgeschlagene Übung machst – und das mit deiner ganzen Kraft und Überzeugung –, wird sich spürbar Gleichgewicht entwickeln. Du wirst dich erleichtert fühlen.

Überlasse dich anschließend dem Augenblick. Tu genau das, was der Augenblick von dir verlangt, und du wirst es spüren. Deine Handlungen werden sich verändern. Du wirst mehr im Lot sein.

Das gilt für jede Art von Beziehung. Auch wenn sie sich vermeintlich ›nur‹ auf der körperlichen Ebene abspielt, so legt ihr doch das Fundament für die Richtung und die Art, wie sie sich entwickelt, in eurem Geist. Und nur von dort aus könnt ihr etwas verändern. Hol die Kraft zu dir zurück. Alles wird dann leichter gehen.

RALF: *Zwischen E. und mir besteht ein großer Altersunterschied.*

SAFI: Den sehen wir nicht. Du weißt bereits, daß die Anzahl der Jahre, die ihr schon in diesem Körper, in dieser Persönlichkeit auf diesem Planeten verbracht habt, nicht viel aussagt über euer Alter. Sie ist nicht wichtig.

RALF: *Ich habe das Gefühl, Beziehungen bringen mich aus dem Gleichgewicht.*

SAFI: Sie könnten dich auch ins Gleichgewicht bringen. Wenn du in der Lage bist, eine offene, liebevolle, freie Beziehung zu einem Menschen zu unterhalten, die sich auf allen euch üblicherweise zugänglichen Ebenen abspielt, dann könnte es dich im Gegenteil sogar mehr ins Gleichgewicht bringen.

Was dich aus dem Gleichgewicht bringt, sind *Konstruktionen.* Dazu zählen beispielsweise zukunftsbezogene Konstruktionen, Sorgen, Überlegungen: »Was wird aus der Beziehung? Auf welcher Ebene sollte sie stattfinden? Was soll ich tun?« ... all diese Fragen und Sorgen. Besser wäre es, sie allesamt zu vergessen, in jedem gegebenen Augenblick darauf zu achten, was du fühlst, und danach zu handeln. Ist dein Herz angesprochen, dann verschließe es nicht. Ist es nicht angesprochen, kannst du es auch nicht gewaltsam öffnen. Richte dich lieber nicht so sehr nach Überlegungen und Befürchtungen, sondern mehr nach deinen eigenen Bedürfnissen und Empfindungen. Wenn du deinen eigenen Bedürfnissen und Empfindungen folgst, wirst du automatisch genau das tun, was dich sowohl ins Gleichgewicht bringt als auch dir zur Weiterentwicklung verhilft. Höre auf deinen Körper und höre auf dein Herz. Höre weniger auf deine herumsuchenden Gedanken.

Dein Wesen enthält sozusagen eine eingebaute Automatik zur ständigen Vervollkommnung. Von dieser kannst du aber nur profitieren, wenn du gewissermaßen ›auf Automatik‹ umschaltest und nicht versuchst, selbst die Gänge einzulegen. Das bedeutet: Wenn du versuchst, nach deinen eigenen Empfindungen zu gehen, ohne Wertung, Überlegung und Befürchtung, dann kommst du am schnellsten und auf dem besten Wege ans Ziel. Dein Ziel ist lebendige Entwicklung und Entfaltung. Und dein Körper, dein Herz, dein Empfinden sagen dir, was du dazu in jedem Augenblick benötigst. Deine Gedanken können das nicht wissen oder im Augenblick noch nicht wissen; sie werden klarer und tiefer werden, wenn du dem hier vorgeschlagenen Weg für eine Weile gefolgt bist.

RALF: *Weil ich verliebt bin, kann ich stundenlang an E. denken und mir auch alles mögliche wünschen. Manchmal kommt es mir wie Schwarze Magie vor, wenn ich sie geistig so vereinnahme. Ist das so etwas?*

SAFI: Es ist keine schwarze Magie – höchstens eine Magie, mit der du dich selbst verhext.

Jeder Mensch verfügt über einen natürlichen Schutzschirm. Magie kann nur an ihn herankommen, wenn dieser Schutzschirm Löcher hat; und Löcher kann er nur haben, wenn der Betreffende sie selbst gemacht hat. Du brauchst also keine Angst zu haben, jemanden auf diese Art zu beeinflussen. Wie gesagt: Diese Art Magie richtet sich eher gegen dich selbst.

RALF: *Ist es nicht gut, so viel an einen Menschen zu denken?*

SAFI: An einen Menschen zu denken, ist ebensogut und schön, wie zu träumen. Allerdings kannst du dabei ein Übermaß erreichen, das an Besessenheit grenzt. Dann bist du nicht mehr du selbst, sondern außer dir, und in solchen Fällen ist es gut, zu dir zurückzufinden: gut für dich, für den anderen und für die Beziehung.

Es könnte dir helfen, wenn du dich hinsetzt und zu meditieren oder dich auf etwas zu konzentrieren versuchst. Falls du nicht in der Lage bist, die Person aus deinen Gedanken zu verbannen und dich zu konzentrieren, dann kannst du folgendes tun (auch wenn es widersinnig klingt): Hole die Person in deiner Vorstellung liebevoll in dich hinein, sozusagen in dein Herz. Dort soll sie sich ruhig hinsetzen, dort ist sie geborgen. Dann bist du bei ihr und sie bei dir, aber du kannst deinen Kopf leeren, sie vergessen und dich auf etwas anderes konzentrieren. Versuche es mal!

RALF: *Ist der Wunsch, jemanden körperlich zu besitzen, negativ? Erfüllt er sich, wenn er sehr stark genährt wird?*

SAFI: Der Wunsch erfüllt sich dann, wenn beide Personen ihn haben.

Aber wir können noch mehr dazu sagen. Wenn dein Wunsch sehr zielgerichtet, konsequent und frei von Zweifeln ist, kannst du mit ihm in dem anderen Menschen ein Feuer entfachen; aber natürlich nur dann, wenn er dafür bereit ist. Dies sollte dir bereits sagen, daß du dir keine Gedanken zu machen brauchst, keine Schuldgefühle wegen irgendeines Wunsches; denn er erfüllt sich ohnehin nur, wenn er auf fruchtbaren Boden fällt.

Dein Wunsch geht allerdings, wie gesagt, mit größerer Wahrscheinlichkeit in Erfüllung, wenn er sehr klar, durchschlagend, direkt, unschuldig und einfach ist – ohne allzu viele Verwicklungen, Befürchtungen, Überlegungen, Manipulationen. Sehr wichtig ist dabei, daß du dich nicht in Schuldgefühlen verhedderst. Es ist ganz und gar natürlich, daß ein Mensch einen anderen begehrt; daran ist nichts Schuldiges, Böses oder Falsches – es sei denn, du selbst siehst es so.

Versuche, in deinen Gedanken direkt und einfach zu sein.

RALF: *Du sagst, der Wunsch kann nur erfüllt werden, wenn er auf den richtigen Boden fällt. Aber kann man mit dem Wunsch nicht den richtigen Boden* schaffen? *Es heißt doch, daß man mit Wünschen alles erreichen kann – sogar Berge versetzen!*

SAFI: Menschen sind schwieriger zu versetzen als Berge. Es scheint nur deshalb oft leichter, weil die meisten Menschen leicht dazu bereit sind, sich versetzen zu lassen. Wer sich dagegen wehrt, zu dem wird dein Wunsch nicht durchdringen; er hat eine Schutzzone um sich aufgebaut. Es sei denn, dein Wunsch ist noch stärker als sein Schutz. Probiere es aus.

ANTJE: *Kann man einen Wunsch, von dem man besessen ist, bearbeiten, damit er auf eine Ebene kommt, auf der man gut mit ihm leben kann?*

SAFI: Du kannst den Wunsch nur bearbeiten, wenn du ein starkes Bedürfnis hast, ihn loszuwerden. Üblicherweise habt ihr das nicht. Das einfachere Rezept lautet: Folge dem Wunsch. Kann sein, daß er dich kuriert, indem er zu einer Bauchlandung führt – oder sich erfüllt.

Um den Wunsch ›bearbeiten‹ zu können, muß ein noch stärkerer Gegenwunsch vorhanden sein. Dieser Gegenwunsch darf nicht aus Überlegungen geboren sein, denn die sind niemals stärker; sondern er muß aus einem tiefen Gefühl kommen. Dann kannst du es schaffen.

Es gibt noch ein weiteres Mittel, ein Allheilmittel, ein

Wundermittel: nämlich *Liebe.* Wenn du besessen bist von dem Wunsch nach einem Menschen, dann schaffe dir eine Möglichkeit, Liebe für ihn zu empfinden. Mit Liebe meinen wir nicht die romantische oder bürgerliche Vorstellung von einer Bindung – sondern einfach Liebe. Wenn du in der Lage bist, den Menschen auch nur für einen Augenblick nicht mehr von außen zu sehen, sondern sozusagen von innen; wenn du dich in ihn hineinversetzen und fühlen kannst, was er fühlt – dann kannst du sehr schnell von deiner Besessenheit kuriert werden. Allerdings kannst du wieder zurückfallen. In diesem Fall kannst du versuchen, zwischen diesen beiden Empfindungen hin- und herzugehen: hier Liebe, da Begehren; sie können ineinanderfließen. Wenn sie dies tun, hast du die Basis für eine sehr schöne Beziehung und wirst weniger besessen sein.

Viele romantisch oder spirituell orientierte Menschen glauben, daß es nicht recht sei, einen Menschen einfach nur physisch zu begehren. Wenn sie dies tun, fühlen sie sich schuldig und geraten unter Umständen sogar in tiefe Konflikte. Tatsache ist jedoch, daß das physische Begehren euch von der Natur eingepflanzt wurde und für die meisten von euch ebenso natürlich ist wie Hunger und Durst. Nun könnt ihr ebenso wie beim Essen euren Hunger und Durst, euren Appetit, euer Begehren auf ›unheilige‹, das heißt auf achtlose und lieblose Weise stillen, oder aber auf ›heilige‹ Weise. ›Heilig‹ wird euer physisches Begehren freilich nicht dadurch, daß ihr es künstlich zu überhöhen trachtet, indem ihr ihm eine Krone aufsetzt, einen Glorienschein – etwa indem ihr romantische Gefühle in euch zu erzeugen oder eine geistige Beziehung künstlich herzustellen versucht. Beziehungen künstlich herzustellen, ist unmöglich; sie müssen organisch wachsen. Und es ist durchaus möglich, daß sie sozusagen von unten nach oben wachsen, wenn man sie gewähren läßt: daß also aus einer zunächst anscheinend rein physischen Beziehung eine Herzensbeziehung oder eine geistige Beziehung wird.

Eine körperliche Begegnung ist genauso heilig oder unheilig, wie ihr sie macht. ›Heilig‹ wird sie, wenn ihr mit Achtung vor euch selbst und dem anderen an sie herangeht und sie aufmerksam, behutsam und dankbar genießt, statt sie bloß ›hinunterzuschlingen‹.

RALF: *Du meinst: Eine Beziehung wächst richtig, wenn sie erst körperlich ist und dann ins Herz geht?*

SAFI: Sie *kann* so wachsen. Es ist möglich, daß ihr eine rein geistige, eine rein emotionale oder eine rein körperliche Beziehung zu einem Menschen habt. Wenn dies der Fall ist und ihr euch mehr wünscht, wird es euch nicht dienlich sein, dieses Mehr künstlich zu erzeugen. Laßt es natürlich wachsen. Das bedeutet: Folgt ganz und gar euren wirklichen Bedürfnissen und Empfindungen, ohne euch vorzustellen, was sein sollte und was nicht. Geht nur nach dem, was *ist*. Ihr alle habt den ›Mechanismus‹ zu wachsen, auch im spirituellen Sinne. Ihr braucht euch nie in irgendeine Richtung zu zwingen; wenn ihr immer eurer eigenen Natur folgt, wachst ihr ebenso natürlich in die Höhe wie ein Baum oder eine Blume. Das gleiche gilt auch für eure Beziehungen.

Keine Beziehung ist eine Einbahnstraße · Die Wurzeln der persönlichen Beziehung · Trennung und Verbundenheit

Nirgends auf dieser Welt gibt es eine Beziehung, die eine Einbahnstraße wäre. Das ist beispielsweise sehr wichtig zu wissen für Menschen, die jemanden lieben, der ihre Gefühle nicht erwidert, weit entfernt oder verstorben ist.

Keine Beziehung ist eine Einbahnstraße: Das bedeutet allerdings nicht, daß die Gefühle, die ihr einem Menschen entgegenbringt, die gleichen sind wie die, welche er euch entgegenbringt. Tatsache aber ist, daß zwischen euch Energie fließt. Wie diese Energie aussieht, welche Färbung sie annimmt, hängt von vielen Faktoren ab, unter anderem von der Energie- und Persönlichkeitsstruktur dieser beiden Menschen. Ferner spielt eine Rolle, wo die Anknüpfungspunkte für die Beziehung liegen.

(Unter ›Anknüpfungspunkt‹ verstehen wir denjenigen Energiebereich, diejenige Wesensebene, auf der die Beziehung anknüpft. Ihr könnt euch das mit Hilfe eurer Energiezentren, die euch als Chakren bekannt sind, annähernd vorstellen.) Es gibt Zweierbeziehungen, die *ganz* sind, das heißt, auf allen Ebenen sind Anknüpfungspunkte vorhanden. Dies wäre die vollkommene Paarbeziehung, von der die meisten von euch träumen. Und sie existiert tatsächlich. Die meisten Beziehungen aber, die ihr in eurem Leben eingeht, sehen anders aus: Sie haben im allgemeinen einen, manchmal zwei Anknüpfungspunkte und in seltenen Fällen drei.

Viele Paarbeziehungen haben ihren Anknüpfungspunkt im Bereich des Sexualzentrums. Andere wiederum haben ihren Anknüpfungspunkt im Bereich des Chakras hinter dem sogenannten Dritten Auge, in der Mitte des Kopfes – also auf einer sehr feinen geistigen Ebene, nicht zu verwechseln mit der intellektuellen Ebene. Die intellektuelle Ebene bietet kaum Anknüpfungspunkte für eine Paarbeziehung. Das werdet ihr aus eigener Erfahrung vielleicht wissen. Menschen, mit denen ihr euch nur auf der intellektuellen Ebene gut versteht, sind nicht unbedingt auch diejenigen, mit denen ihr eine glückliche Paarbeziehung eingeht. Und in einigen Fällen ist der Anknüpfungspunkt das, was ihr als Herz bezeichnet. Dies ist sehr viel seltener der Fall, als ihr eigentlich annehmen müßtet, da die Liebe im allgemeinen ja im Herzen lokalisiert wird. Tatsächlich sehen wir unter euren Liebesbeziehungen sehr wenige Herzensbeziehungen. Wir sehen weitaus mehr Beziehungen, deren Anknüpfungspunkte in anderen Bereichen liegen.

Das sind energetische Tatsachen, die eurer bewußten Steuerung entzogen sind. Sie sind natürlicher Art, ähnlich wie physikalische oder biologische Gegebenheiten. Es wäre für viele von euch sehr hilfreich und wichtig, sich klarzumachen, daß die Anknüpfungspunkte naturgegeben sind, und sie deshalb so hinzunehmen, wie sie sind. Das würde euch sehr viel Leid, Kummer, Ärger und Unsicherheit ersparen. Wenn ihr ehrlich und aufmerksam seid, spürt ihr sehr genau, auf welcher Ebene eine Beziehung existiert und auf welcher Ebene nicht, oder auf welcher Ebene Disharmonie herrscht. Ihr würdet dann nicht versuchen, mit Gewalt eine Beziehung auf einer Ebene herstellen zu wollen, auf der sie nicht von Natur aus gegeben ist; vielmehr würdet ihr euch am roten Faden der Gegebenheiten entlang zur vollständigen Liebe hin entwickeln. Dieser Weg ist für euch organischer, leichter, angenehmer und glückbringender als der Weg, den viele Menschen beschreiten, indem sie versuchen, im Bereich der Beziehungen etwas herzustellen, was nicht vorhanden ist, oder etwas zu forcieren oder zu korrigieren. Ihr seid vielschichtige Wesen und demzufolge in der Lage, vielschichtige Beziehungen einzugehen, viele verschiedene Beziehungen auf vielen verschiedenen Ebenen mit vielen verschiedenen Anknüpfungspunkten.

Das bedeutet nicht, daß ihr nicht treu sein könnt. Wie an früherer Stelle bereits erwähnt, beinhaltet jede wirkliche Beziehung ganz von selbst ihre eigene Treue. Wenn ihr euch zur Treue zwingen müßt, obwohl ihr sie nicht verspürt, dann hat sie aus unserer Perspektive keinen großen Wert. Denn Treue ist etwas, das ihr in euch verspürt – nichts, was ihr künstlich herbeiführen oder abschaffen könnt. Aber, wie gesagt, jede Beziehung und jede Ebene hat ihre eigene Treue. Und nur, wenn eine Paarbeziehung in dem erläuterten Sinne *ganz* ist, wird auch eure natürliche Treue ganz sein und sich auf alle Ebenen erstrecken.

Wir kehren zurück zur Natur der persönlichen Beziehung und fassen zusammen:

Erstens: Keine Beziehung ist eine Einbahnstraße. Jede ist einmalig und kann durch keine andere ersetzt oder abgeschafft werden.

Zweitens: Abgeschafft werden kann sie nur dadurch, daß sie vollendet ist oder sich erschöpft hat – also nur durch sich selbst, niemals durch eine andere Beziehung.

Und drittens: Jede Beziehung beinhaltet ganz von selbst ihre eigene, natürliche Treue. Diese Treue kann in einigen Fällen allerdings mit Disziplin verbunden sein. Wenn aber diese Disziplin nicht auf einem natürlichen Gefühl, einem Bedürfnis basiert, dann wird Treue zur Quälerei, die keine vernünftige Existenzgrundlage hat.

Wenn ihr euch diese Tatsachen vergegenwärtigt und sie *lebt,* dann werdet ihr es nicht mehr nötig haben, euch nach Bestätigungen umzusehen. Ihr werdet dann wissen und spüren, ob und wie ihr miteinander verbunden seid. Viele eurer Sorgen, Zweifel, Fragen werden entfallen, denn Verbundenheit ist etwas, das ihr spürt oder nicht spürt. Und wenn ihr es spürt, ist es real, nur dann. Dabei kann Verbundenheit mit einem Menschen latent vorhanden sein, ohne daß der Betreffende ständig in eurem Wachbewußtsein gegenwärtig ist. Aber ob ihr mit einem Menschen verbunden seid oder nicht, werdet ihr immer spüren, sobald ihr an ihn denkt. Wenn ihr dabei ein Gefühl von Liebe empfindet und gleichzeitig seine Anwesenheit über Raum und Zeit hinweg spürt, dann ist diese Verbundenheit wirklich.

Bitte vertraut darauf, daß jede Beziehung sich gemäß ihren eigenen Gesetzen entfaltet; und zwar genau in der Weise, wie es für die Beteiligten am zuträglichsten ist. Jede Beziehung hat ihre Eigendynamik, eine naturgegebene Anlage zur Vollendung – ebenso wie jedes Wesen. Und bitte vergeßt nicht, daß das, was ihr mit euren fünf Sinnen von einer Beziehung wahrnehmt, nur eine äußerst dünne Schicht von der Gesamtheit der Beziehung ist.

Mit vielen Wesen seid ihr durch viele Realitätsebenen verbunden; ihr könntet auch sagen: über viele Inkarnationen hinweg, wenn euch das Gedankengut der Reinkarnationsphilosophie vertraut ist. (Wir meiden dieses Gedankengut, da es aus unserer Perspektive die Multidimensionalität eures Lebens und Wesens nur sehr eingeschränkt und dürftig wiedergibt.) Mit vielen euch vertrauten, geliebten Wesen seid ihr über viele Existenzen und Existenzsphären hinweg verbunden.

In dem Traum, den ihr innerhalb dieser physischen Welt träumt, erfaßt ihr davon nur einen winzigen Bruchteil. All eure Beziehungen haben ihre Wurzeln in einer tieferen Existenzebene jenseits von Raum und Zeit; dort sind sie verankert und geborgen. Dieses Wissen müßte euch viel Trost und Sicherheit vermitteln, sofern ihr in der Lage seid, es zu verstehen, es wiederzuerkennen. Nichts und niemand in diesem ganzen Universum, mit dem ihr verbunden seid, kann euch weglaufen.

Habt ihr Fragen dazu? Ist etwas unklar?

HEINZ: *Tatsächlich ist es aber doch so, daß Menschen einem durchaus weglaufen können, zumindest körperlich.*

SAFI: Sagen wir, sein Körper ist weggelaufen, und seine Aufmerksamkeit hat sich gegebenenfalls in eine andere Richtung gewandt. Aber wenn zwischen diesen beiden Menschen noch spürbar eine Beziehung besteht – welcher Art auch immer –, dann ist es hilfreich, tröstlich und wichtig, sich vor Augen zu halten, daß dies keine Einbildung und keine Einbahnstraße ist; und daß die physische Realität nur einen winzigen Ausschnitt eurer Gesamtexistenz darstellt.

Ihr seid vielleicht noch nicht oder nur teilweise in der Lage, dieses Wissen in euer Wachbewußtsein zu integrieren. Aber ihr habt es alle. Und ihr alle könnt, wenn ihr unsere Empfehlungen sehr aufmerksam prüft und nachvollzieht, dieses Wissen aus den Tiefen eures Wesens heraufholen an die Oberfläche des Wachbewußtseins.

Nimm an, ein Mensch ist dir ›weggelaufen‹. Nun denkst du an ihn, in einem ruhigen Moment, wenn deine Gefühle sich gesetzt haben, nicht aufgewühlt sind. Dann wirst du spüren, ob zwischen euch Verbundenheit besteht oder ob du nur Vorstellungen hinterherläufst, die in der Realität keine Nahrung mehr finden und eigentlich abgestorben sind. Spürt ihr Verbundenheit, so existiert sie auch. Auch wenn dies nur ein kleiner Trost sein mag – mit Sicherheit *ist* es einer.

Im übrigen möchten wir auch in diesem Zusammenhang wiederholen: Vertraut erstens darauf, daß eine jede Beziehung in einem Realitätssystem wurzelt und existiert, das über Raum und Zeit hinausreicht; und zweitens darauf, daß jede Beziehung ihre Eigendynamik hat, mittels derer sie sich zu ihrer Vollkommenheit hinentwickelt und damit auch zu eurer Vollkommenheit und zu eurem Glück. Bitte vertraut darauf.

Wenn ihr aber mit der Realität eurer Beziehung unzufrieden seid, dann wünscht euch eine bessere. Malt sie euch mit aller Intensität aus und haucht ihr Leben ein mit der Glut eures Wunsches. Aber versteift euch nicht darauf, das von euch glühend herbeigewünschte Liebesglück einzig und allein mit dieser oder jener Person auf diese oder jene Weise an diesem oder jenem Ort oder in diesem oder jenem Zeitraum zu erfahren. Wünscht euch vielmehr eine Beziehung, die euch ganz und gar glücklich, vollständig und lebendig macht; die alle Bedürfnisse, die ihr im Rahmen einer Beziehung haben könnt, befriedigt und erfüllt – doch heftet diese Wünsche weder an eine bestimmte Person noch an eine bestimmte Bedingung. Vertraut statt dessen der Weisheit, der Allwissenheit und der fürsorglichen Liebe eures innersten Selbst. Dieses innerste Selbst hat kein anderes Ziel, als daß ihr glücklich werdet.

Wenn ihr aber eure eigene Natur verratet, vernachlässigt und vergewaltigt, um einen bestimmten von euch angestrebten Gewinn zu erzielen – so könntet ihr euch sehr viel Leid und Trauer einhandeln. Es ist aber dann eure eigene Wahl. Und aus dieser Wahl spricht nicht einfach Dummheit, Borniertheit oder ein Fehler eurerseits – sondern auch ihr wohnt Sinn inne.

Den leichteren, schnelleren Weg zum Glück geht ihr, wenn ihr es euch wünscht, ohne irgendwelche Bedingungen zu stellen. Überlaßt die Realisierung dieses

Glücks, die Art, wie, mit wem und wann es sich verwirklicht, eurem innersten Selbst – oder Gott.

Euer innerstes Selbst will nicht, daß ihr leidet, hungert und dürstet; es will nicht, daß ihr unglücklich seid oder euch zersehnt. Es will, daß ihr glücklich seid. Bitte vertraut darauf. Dann werdet ihr mit der Zeit aufhören, euch abzustrampeln auf der Suche nach dem Glück und schwierige, schmerzliche oder untaugliche Methoden anzuwenden, um es zu finden.

Viele von euch haben in dieser Zeit einen schwierigen Weg gewählt: den Weg nämlich, alles, was ihr tut, mit Sinn zu erfüllen und zum Bestandteil eurer spirituellen Entwicklung zu machen, und das ganz bewußt. Darunter fallen auch, und für viele in erster Linie, eure Liebesbeziehungen. Dementsprechend gehen viele von euch eine Liebesbeziehung nicht einfach nur zum Vergnügen ein, sondern um der Liebe immer näherzukommen. So beinhaltet fast jede eurer Beziehungen eine bestimmte Art von Lernaufgabe und erfordert eine bestimmte Art von Liebe. Es gibt nur eine Liebe, aber ihr erfahrt sie in vielen Varianten, und einige von ihnen erscheinen euch schmerzlich oder unbefriedigend. Und doch seid ihr in jedem Augenblick in der Lage, euch sozusagen neu zu programmieren, indem ihr euch klar und eindeutig wünscht, eine Beziehung zu haben, die euch ganz einfach glücklich macht.

Ihr *müßt nicht* dornige Liebesbeziehungen eingehen, weil ihr um jeden Preis lernen wollt. Ihr könnt genausogut lernen, wenn ihr glücklich seid. Dafür aber müßt ihr euch umprogrammieren: auf Glücklichsein. Diesen Wunsch macht ihr allerdings unerfüllbar, wenn ihr dem Schicksal vorschreibt, mit wem es euch glücklich zu machen hat.

Ihr müßt euch sagen: Ich will glücklich sein. Das ist mein größter Wunsch. Glaubt uns: Es ist ein legitimer Wunsch. Blockiert ihn nicht mit einem schlechten Gewissen oder einer falschen Vorstellung von Moral. Denn der Schöpfer hat euch nicht in die Welt gesetzt, damit ihr leidet, sondern damit ihr glücklich seid. Also verlangt, was euch zusteht. Gebt euch nicht zufrieden mit schmerzlichen, unvollkommenen Beziehungen, sondern wünscht euch ganze Beziehungen, in denen ihr vollauf glücklich seid. Wenn ihr euch das wirklich wünscht, werdet ihr es bekommen. Kein Zweifel.

Das ›Hundert-Prozent-Gesetz‹ · Taktik ist keine Sünde · Die Komplementärbeziehung · Der Sehnsucht vertrauen · Geistige und psychische Welt · Niemand ist allein · Verliebt in Äußerlichkeiten

RALF: *Ihr sagt: »Keine Beziehung ist eine Einbahnstraße.« Könnt ihr das nochmals vertiefen? Die Empfindungen der beiden Partner können ja doch völlig unterschiedlicher Art sein …*

SAFI: Wir können mit einem Bild beginnen. (Wie alle Bilder ist es nur ein unzulänglicher Versuch, eine Vorstellung von etwas zu geben, das sich mit Bildern oder gar Worten nicht vollständig erfassen läßt.) Nehmt an, daß jede Beziehung zwischen zwei Menschen eine Summe von hundert Prozent ergibt. Das soll nicht heißen, daß alle Wesensebenen der beteiligten Personen einbezogen sein müssen, sondern daß sich innerhalb der Ebenen dieser Beziehung immer ein Ganzes ergibt. Und dieses Ganze wollen wir ›hundert Prozent‹ nennen. Wieviel Anteil hat jeder Partner daran? Da sind viele Möglichkeiten denkbar. Es könnte sein, daß eine Person in die Beziehung ein Prozent investiert und die andere neunundneunzig. Möglich ist auch, daß jede der beiden Personen fünfzig Prozent investiert, und dann habt ihr das Gefühl eines Gleichgewichts. Von vornherein ausgeschlossen ist nur, daß die eine Person hundert Prozent liefert und die andere null Prozent. Immer sind beide Personen im Spiel, auch wenn die Gewichte unterschiedlich verteilt sein können.

Dies bezieht sich allerdings nur auf ›*komplementäre* Beziehungen‹: So nennen wir Beziehungen, in denen zwei Menschen einander aufgrund der Tatsache anziehen, daß sie sich *ergänzen.* Im Grunde genommen besteht zwischen diesen beiden so etwas wie eine negative Anziehung, nämlich aufgrund der Lücken, das heißt der noch unentwickelten Teile ihrer Persönlichkeit. Dort, wo die eine Person ein ›Zuwenig‹ hat, hat die andere ein ›Zuviel‹, und auf diese Weise ergänzen sie einander.

Es gibt auch Beziehungen, die nicht komplementärer Natur sind. In solchen ist es möglich, daß jeder Beteiligte *hundert* Prozent einbringt. Solche Beziehungen bestehen zwischen Menschen, die einander nicht anziehen aufgrund der noch unentwickelten oder unentfalteten Teile ihrer Persönlichkeit, also aufgrund von Lücken, von Vakuum – sondern *von Ganzheit zu Ganzheit*. Das muß nicht bedeuten, daß beide Personen rundum ganz und heil und sozusagen heilig sind; aber es heißt, daß ihre Anziehung, ihre Liebe, nicht geprägt ist von ihren lückenhaften Charakterstrukturen, sondern von der Ganzheit ihres Wesens.

Solche Beziehungen zwischen Mann und Frau sind noch sehr selten. Wenn sie allerdings vorkommen, sind sie deutlich erkennbar, sowohl für die Beteiligten als auch für die Umgebung.

Bei einer ›komplementären‹ Beziehung kann sich innerhalb der hundert Prozent die Gewichtung verschieben, aber es bleiben immer hundert Prozent. Dadurch erklärt sich das Phänomen, das ihr alle kennt: Wenn der stärker beteiligte, stärker interessierte Partner plötzlich sein Interesse zurücknimmt, wächst das Interesse des anderen. Denn ihre Beziehung muß immer wieder auf hundert Prozent kommen.

Das ist das ›*Hundert-Prozent-Gesetz*‹. Es gilt immer, solange die Beziehung lebendig ist. Es kann durchbrochen werden in dem Moment, wo die Beziehung stirbt. Und ›sterben‹ bedeutet nicht, daß sie annulliert wird, so als hätte sie nie existiert; ›sterben‹ bedeutet, daß sie in einen nicht mehr aktiven, einen latenten Zustand zurückfällt. Dabei wird die Energie, die in diese Beziehung investiert wurde, umgewandelt; sie geht in eine andere Richtung, wird vielleicht in eine andere Beziehung oder in eine Tätigkeit investiert. Ganz tote Beziehungen gibt es nicht, ebensowenig wie ganz tote Dinge. Wie ihr alle schon wißt, hängt ohnehin alles mit allem zusammen, seid ihr ohnehin alle miteinander und mit uns und mit allem, was ist, verbunden. Aber es gibt lebendige Beziehungen, die aktiv sind, die sozusagen aktualisiert worden sind, und es gibt solche, die schlafen.

ANTJE: *Darf man mit diesem Hundert-Prozent-Gesetz spielen, wenn man den Ausgleich herstellen möchte, wenn man zu sehr involviert und dabei unglücklich ist? Darf man dabei taktisch vorgehen?*

SAFI: Ihr spielt ohnehin, nahezu ausnahmslos. Es gibt kaum einen Menschen, der nicht im Rahmen von Beziehungen auf die eine oder andere Weise sozusagen taktisch vorgeht, der nicht in seinem eigenen Interesse zu handeln und zu manipulieren versucht. Die Frage ist deshalb nicht so sehr: Sollt ihr spielen oder nicht? als vielmehr: Dürft ihr euch damit einverstanden erklären, daß ihr ohnehin spielt, oder müßt ihr euch das übelnehmen? Unserer Ansicht nach ist es Energieverschwendung, wenn ihr euch das übelnehmt. Besser gesteht ihr es euch ein und zu. Dann läßt es sich auch besser spielen.

ANTJE: *Ich habe dieses Spielen sogar immer als notwendig empfunden. Wenn jemand zu sehr in eine Beziehung involviert ist und die leidende Rolle spielt, kann er durch Taktik das Gleichgewicht herstellen. Er schadet ja dem Partner nicht. Aber das Wort Taktik hat einen unguten Beigeschmack.*

SAFI: In einer idealen Welt, mit vollentwickelten Menschen, wird dies alles nicht notwendig sein. Von daher hat Taktik einen unangenehmen Beigeschmack, weil jeder im tiefsten Innern weiß, daß es nicht seinem Ideal entspricht. Seinem Ideal entspricht es vielmehr, unschuldig zu sein; zu spielen, aber unschuldig zu spielen – nicht zu manipulieren.

Wir sehen aber, daß ihr alle manipuliert. Nur: Einige gestehen es sich ein und zu und andere nicht. Insofern würden wir vorschlagen: Gesteht es euch zu, und zuerst einmal gesteht es euch ein. Das fällt nicht immer leicht, denn viele Menschen taktieren, ohne es zu wissen; sie setzen beispielsweise ihr Leid und ihre Traurigkeit als Mittel ein, um mehr Zuwendung zu bekommen, und wissen es nicht; oder sie wissen es, aber sie wollen es nicht wissen.

ANTJE: *Und ein solches Taktieren klappt ja auch nicht!*

SAFI: Es mag funktionieren, aber sie bekommen kaum diejenige Art von Zuwendung, die sie sich wünschen, sondern eine, die sie unbefriedigt läßt.

RALF: *Kannst du nochmals erläutern, was eine aktuelle Beziehung ist, und wie eine Beziehung einschläft?*

SAFI: Wir sprechen immer von komplementären Beziehungen: also solchen, die davon leben, daß zwei Menschen einander ergänzen, daß jeder dem anderen etwas zu geben hat, was diesem fehlt. Dabei ist ›Geben‹ nicht ganz das richtige Wort. Vielmehr liegt eine *Resonanz* vor: Durch irgendeine Besonderheit bringt die eine Persönlichkeit in der anderen etwas zum Schwingen. Komplementäre Beziehungen sterben dann ab oder schlafen ein, wenn sie ihre Funktion erfüllt haben – wenn der Austausch stattgefunden oder sich erübrigt hat, weil er nach anderen Seiten hin und von anderen Seiten aus erfolgt. Komplementäre Beziehungen enden also entweder, wenn beide einander das gegeben haben, was sie einander zu geben hatten, oder wenn jeder von beiden die Anregung, die er bislang von diesem Partner bekommen hat, von anderer Seite erfährt.

Dies gilt, wie gesagt, für komplementäre Beziehungen. Es gilt nicht für ›*Wesens*beziehungen‹, wie wir sie nennen können, die nichts zu tun haben mit Komplementärfunktionen, mit Ergänzungen. Sie sind das, was die meisten Menschen suchen, und wovon sie träumen.

RALF: *Kommt daher das Gefühl, daß man sich ›ganz‹ fühlt, wenn man mit einem bestimmten Partner zusammen ist?*

SAFI: Es rührt von der Ergänzung her. Wenn die Komplementärfunktion, die Ergänzungsfunktion komplett ist; wenn es sich nicht um ein Detail handelt, sondern um eine komplette Verzahnung, dann fühlst du dich ganz mit dieser Person und fühlst dich halb, wenn sie nicht da ist.

RALF: *Ist das ein Zeichen dafür, daß zwei Menschen zusammenpassen?*

SAFI: Es ist ein Zeichen dafür, daß diese Menschen für eine gewisse Zeit zusammenpassen, innerhalb derer sie diese Ergänzung brauchen. In dem Augenblick aber, wo sie in sich selbst diejenigen Qualitäten, Züge, Eigenschaften entwickelt haben, die der andere ihnen vermittelt, brauchen sie einander nicht mehr.

Dann gibt es verschiedene Möglichkeiten. Entweder ist die Beziehung nunmehr beendet, zumindest im äußeren

Leben, und wechselt wieder über in den inaktiven, schlafenden Zustand. Oder, was wesentlich seltener vorkommt, die Beziehung wächst über die Ebene der Persönlichkeit und der Ergänzung hinaus, verwandelt oder vertieft sich und wird eine *Wesens*beziehung. Dies kann sich im äußeren Leben auf verschiedene Weisen äußern. Ihr könnt Freunde werden, oder ihr könnt weiter als Mann und Frau zusammenleben; in jedem Fall wird sich die Beziehung aber grundlegend verändern.

HEINZ: *Sind Mann und Frau denn nicht an und für sich schon komplementär?*

SAFI: Ja – zumindest auf all denjenigen Ebenen, die von der Polarität bestimmt werden. Es gibt tiefere Ebenen, auf denen ihr weder Mann noch Frau seid. Denkt nicht nur an die körperliche Ebene, sondern auch an die emotionale und die intellektuelle. Es gibt viele Ebenen, die sich schwer voneinander abgrenzen lassen, weil es sich im Grunde genommen nicht um getrennte Schubladen handelt. Jedenfalls seid ihr nicht nur auf der körperlichen Ebene Mann oder Frau – ja, ihr seid es nicht einmal auf dieser Ebene eindeutig, weil jeder von euch sogar in der Körperstruktur männliche und weibliche Elemente aufweist. Ihr alle seid ein *Gesamtkomplex* mit Anteilen aus vielen verschiedenen Ebenen, und mit dieser Gesamtpersönlichkeit seid ihr überwiegend Mann oder überwiegend Frau und ergänzt einander als Mann und Frau. Ihr könnt aber auch als Persönlichkeit einen Zustand der Ganzheit erreichen, in dem ihr die Ergänzung durch das andere Geschlecht nicht mehr braucht. Das müßt ihr euch gar nicht ausdrücklich zum Ziel nehmen, denn ihr seid ohnehin auf Wachstum, Vervollkommnung und Ganzwerdung angelegt. Eure Entwicklung geht von selbst in diese Richtung, ohne daß ihr dafür erst ein Programm schaffen müßtet. Bis dahin genießt die Ergänzung! Und profitiert davon! Genießt dabei nicht nur, daß euch jemand ergänzt, der anders ist – sondern auch, daß ihr jemand anderem etwas geben könnt! Sonst ist das Vergnügen nur halb so groß.

Dabei habt ihr alle etwas zu geben. Es gibt leider etliche Menschen, die daran zweifeln, weil sie ein sehr schlechtes Selbstbild haben; sie halten sich für so arm, daß sie glauben, sie hätten nichts zu verschenken. Es ist aber *kein* Mensch in diese Welt gekommen, der nicht Gaben zum Verschenken mitgebracht hätte. Darin besteht euer Hauptzweck in diesem Leben. Was ihr zu geben habt, könnt ihr leichter erkennen, wenn ihr euch selbst mit den Augen eines Menschen sehen könnt, der euch liebt. Dies ist eine sehr wichtige Funktion der Liebe: Sie entdeckt im anderen das, was dieser andere zu geben und zu verschenken hat. Deshalb sind für euch Menschen, die euch lieben, wichtige Spiegel, in denen ihr euch selbst vollständiger sehen könnt, als ihr dies normalerweise tut; Spiegel, in denen ihr euren Reichtum und eure Schönheit sehen könnt. Wenn ihr einen Menschen liebt, seht ihr seinen Reichtum und seine Schönheit. Wenn ihr in einem Menschen nicht Reichtum und Schönheit seht, liebt ihr ihn nicht. Ihr mögt dann andere Gefühle ihm gegenüber haben, aber nicht das, was wir als Liebe bezeichnen können.

RALF: *Jeder Wunsch gehe in Erfüllung, so sagtet ihr einmal. Wer verliebt ist, hat den Wunsch, den anderen zu ergänzen, ihn zu besitzen oder mit ihm zusammenzusein. Doch was geschieht, wenn ich eine angestrebte Beziehung in diesem Leben nicht erreiche? Wird sie mir dann in einem anderen Leben zuteil? Muß ich dazu wiedergeboren werden?*

SAFI: Eigentlich müßtest du in diesem Zusammenhang eher fragen: »*Darf* man wiedergeboren werden?« Denn es ist dein Wunsch, diese Beziehung zu erleben.

Jeder Wunsch geht in Erfüllung, das ist richtig. Aber um dies zu verstehen, müßt ihr sehr tief in die Natur eurer Wünsche eindringen. Ihr müßt den *eigentlichen* Wunsch finden, der hinter diesem Oberflächenwunsch steht. Dieser eigentliche Wunsch geht auf jeden Fall, ohne jeden Zweifel, in Erfüllung. Ob er dies aber auf die Weise tut, wie ihr es euch ausmalt, ist nicht sicher. Er kann sich auch anders erfüllen.

RALF: *Der eigentliche Wunsch ist ja immer der Wunsch nach absoluter Vereinigung …*

SAFI: *Dieser* Wunsch geht ohnehin immer in Erfüllung. Doch ihn meinen wir nicht. Wir sprechen schon noch von der persönlichen Ebene. Aber: Wenn du dich in einem Bewußtseinszustand befindest, der dir erlaubt, unter die Oberfläche zu sehen – beispielsweise in tiefer Meditation, in einer Trance oder im Traum –, dann wirst du meistens finden, daß hinter dem konkreten Wunsch, mit dieser oder jener Person zusammenzusein, ein in eurem Sinne weniger konkreter Wunsch steht, der das Motiv für diesen Oberflächenwunsch ist. Der Wunsch hinter dem Wunsch geht auf jeden Fall in Erfüllung.

Wünsche sind Triebkraft für deine persönliche Entwicklung, und sie geben ihr eine Richtung an. Deshalb folge ihnen – sie führen dich auf dem schnellsten, natürlichsten und einfachsten Weg zum Ziel: nämlich zu deiner optimalen Entfaltung. Dieses Ziel entspricht allerdings nicht immer dem, was du dir an der Oberfläche deines Bewußtseins ausgemalt hast.

RALF: *Sollten wir dann besser versuchen, uns nichts mehr auszumalen?*

SAFI: Du wirst schwerlich darauf verzichten können. Wünsche sind damit verbunden, daß du dir das Ziel deiner Wünsche ausmalst; das gehört zu ihrer Dynamik. Tatsache ist, daß der Wunsch seine Berechtigung hat und dich irgendwo hintragen will – wenn auch nicht unbedingt dahin, wo du es dir vorgestellt hast.

RALF: *Aber hinter einem solchen Wunsch steht doch ein gewisses Gefühl oder eine gewisse Stimmung, eine Sehnsucht. Wird die erfüllt?*

SAFI: Sofern du der Sehnsucht keine Hindernisse in den Weg legst, wird sie erfüllt.

Stimmungen allerdings brauchen keine Erfüllung – sie sind Erfüllung in sich. Was du meinst, ist Sehnsucht – Sehnsucht, die ein konkretes Ziel hat. Benutze diese Sehnsucht, folge ihr und vertraue darauf, daß sie ihren guten Grund hat, dazusein; daß sie dich führen will; daß du ihr vertrauen kannst, wo auch immer sie dich hinführt. Kann sein, daß sie dich überrascht.

RALF: *Wird eine Sehnsucht also auf jeden Fall erfüllt? Kann man das wirklich sagen? Meine Erfahrung lehrt mich das Gegenteil.*

SAFI: Nimm an, daß unmittelbar unter der Schicht deiner konkreten, sinnlich wahrnehmbaren Welt eine andere Schicht liegt, in der diese ›konkrete‹ Welt ihre Wurzeln hat. Nimm ferner an, daß diese Wurzeln so etwas sind wie Ideen; in Wahrheit sind sie eine Mischung aus dem, was ihr als Gedanke, als Emotion und als Stimmung kennt. Wir möchten diese Mischung im Augenblick ›Idee‹ nennen, auch wenn das Wort unzulänglich ist. Wie Grashalme durch Asphalt brechen diese Ideen durch eine Schicht hindurch und konkretisieren sich in eurer materiellen, körperlichen Welt. Die Sehnsucht hat ihre Heimat und ihren Ursprung in dieser tieferen Schicht eures Wesens, niemals in der materiellen Welt selbst. Sie bricht sich dann Bahn in die Oberflächenschicht eures Wesens und richtet sich dort, in der materiellen Welt, auf ein konkretes Ziel. Ursprünglich aber hatte sie kein ›konkretes‹ Ziel in der materiellen Welt, sondern sie hatte einen *Inhalt.* Beispielsweise kann es eine Sehnsucht nach Zweisamkeit gewesen sein, die geprägt ist von Verständnis und Nähe oder Geborgenheit und Schutz. Diese eigentliche Sehnsucht nimmt nun in der Schicht eurer ›konkreten‹, körperlich-materiellen Welt Gestalt an und richtet sich auf ein bestimmtes Objekt. Erfüllen wird sie sich auf jeden Fall – wenn auch in der ›konkreten‹ Welt möglicherweise anders, als du es dir vorstellst.

Von uns aus gesehen müßten wir das Bild umdrehen: Für uns ist diese tiefere Schicht eures Wesens konkret und eure materiell-körperliche Welt nur Sinnbild. Vielleicht hilft euch das, die Wahrheit zu verstehen.

RALF: *Ich habe manchmal das Gefühl, daß ich mehr in dieser tieferen Welt lebe, von der ihr sprecht, weniger in der materiellen Welt.*

SAFI: Ihr alle lebt dort. Mit eurem Wahrnehmungsapparat, den wir als Wachbewußtsein bezeichnen können, seid ihr mehr oder weniger in der physischen Welt zentriert, die einen von euch mehr, die anderen weniger. Du warst es bisher weniger als die meisten anderen Menschen. Nun hast du begonnen, dich mehr auf die physische Welt hin auszurichten, weil du gesehen hast, daß es in ihr viel für dich zu erfahren gibt. Diese Erfahrungen helfen dir, zu wachsen, dich zu vervollständigen und zu entfalten. Aber du vergißt nicht deine Heimat, deine Wurzeln, deinen Ursprung, und das ist gut so.

RALF: *Ist die physische Welt eher eine Welt der Illusionen, und ist die geistige Welt wirklicher? Kann man das so sagen?*

SAFI: Aus unserer Perspektive ist das, was du ›die geistige Welt‹ nennst, konkreter und wirklicher, und die physische Welt ist eine Versinnbildlichung. Aber dieses Bild ist sehr, sehr unvollständig. Wenn wir tiefer gehen wollen, viel tiefer, dann müssen wir sagen: Alles ist Spiegel, ein unendliches Spiegelsystem – und insofern Illusion. Alles und jegliches. Du kannst Schicht um Schicht vordringen, du kannst immer höher steigen, bis zu den allerhöchsten Engeln, oder immer tiefer, wohin du willst: Alles ist Illusion – oder alles ist Wirklichkeit.

Nach Möglichkeit versucht nicht zu werten. Keine Ebene ist schlechter oder besser als eine andere. Wo auch immer ihr euch gerade befindet – wo ihr euer Bewußtsein gerade zentriert habt –, dort seid ihr mit gutem Grund. Mit einem Teil eures Wesens seid ihr sozusagen hier zentriert und lokalisiert, aber ihr *seid* dies nicht. Ihr reist, ihr wandert. Und keine der Welten, die ihr durchwandert, ist schlechter oder besser in einem wertenden oder moralischen Sinne: jede einzelne hat ihre Daseinsberechtigung, ihre Qualitäten, ihren Sinn in sich; ist nicht nur Schule, in der ihr lernen sollt, sondern gleichermaßen ein Spielfeld, auf dem ihr euch vergnügen könnt.

ANTJE: *Woher kommt aber dann die Sehnsucht nach umfassenderem Wissen?*

SAFI: In ihr äußert sich die Kraft, die euch innewohnt und euch zur Vervollkommnung treibt. Ihr braucht euch keine Richtung aufzuoktroyieren, sondern ihr *habt* sie. Das ist die Sehnsucht.

Kehren wir zu den Beziehungen zurück. Ist die ›Hundert-Prozent‹-Geschichte in sich rund?

RALF: *Fast zu perfekt …*

SAFI: Ihr solltet niemals Dinge glauben, die allzu kompliziert sind. Die Wahrheit ist sehr kindlich. Niemand kann Wahrheit besser erfassen als Kinder. Sofern sie noch Kinder sind.

Eines möchten wir zum Trost noch ergänzen. Wie wir soeben erläutert haben, handelt es sich bei den meisten Beziehungen zwischen Mann und Frau um Komplementärbeziehungen; die wenigsten sind das, was wir Wesensbeziehungen nennen können. Das bedeutet nicht, daß ihr nicht alle auch sehr vollständige, heile, ganze und tiefe Wesensbeziehungen hättet. Nur sind diese nicht immer unbedingt diejenigen, mit denen ihr euch zusammentut. Es können Freunde, Verwandte oder auch ganz entfernte Bekannte sein, die ihr nur selten trefft; und es können Wesen sein, die nicht zu dieser Zeit auf der Erde inkarniert sind. Ihr *alle* habt viele Beziehungen. Manche erlebt ihr beispielsweise als Begegnungen im Traum; im Wachzustand interpretiert ihr sie aber um oder erinnert euch gar nicht mehr an sie. Das hat seinen guten Grund: Denn euer physischer Wahrnehmungsapparat mitsamt dem in der physischen Realität zentrierten Wachbewußtsein ist vollauf ausgelastet damit, all die Fakten und Informationen zu ordnen, mit denen er in der physischen Welt zu tun hat. Er muß nicht unbedingt auch noch damit beschäftigt sein, auf anderen Ebenen herumzureisen. Aber seid getrost: *Niemand ist allein*. Niemand.

HEINZ: *Ihr habt vorhin gesagt, alles sei Illusion. Wenn ich nun durch meine Entwicklung eine neue Erkenntnisstufe erreiche, ist das also auch wieder Illusion, also praktisch nichts wert? Wozu arbeite ich dann an mir?*

SAFI: Hier liegt eine arge Verwechslung vor. Wir haben nicht behauptet, Illusionen seien nichts wert. Vielmehr meinen wir: Wenn ihr euch vergegenwärtigt, daß diese ganze wunderbare, unendliche, gigantische Schöpfung von einer höheren Warte aus als Illusion bezeichnet werden kann, dann werdet ihr sehen, was für einen unschätzbaren, wunderbaren Wert Illusion hat!

RALF: *Ich finde das ja auch. Aber der Begriff ›Illusion‹ hat einen ziemlich negativen Beigeschmack Es ist ja ›nur‹ Illusion.*

SAFI: Es gibt nichts Konkreteres als diese Illusion. Freue dich daran!

RALF: *Eine ganz andere Frage, die uns wieder zu unserem eigentlichen Thema zurückführt. Kann man sich bewußt und absichtlich verlieben, oder geschieht das ganz unwillkürlich?*

SAFI: Du kannst es. Es gibt sogar Menschen, die darauf spezialisiert sind. Sie können sich absichtlich verlieben – wenn auch nicht in *irgendeine* Person. Daran ist immer ein überpersönlicher Faktor beteiligt. (Du würdest ihn ›unbewußt‹ nennen.) Aber du kannst deinen persönlichen Willen einsetzen, um dich zu verlieben, indem du eine Art Selbsthypnose vornimmst. Das ist sehr leicht. Du brauchst nur einem Menschen, der dich anzieht, ganz tief in die Augen zu schauen. Das funktioniert aber, wie gesagt, nicht mit jedem Menschen, sondern die Auswahl wird von einer Schicht deines Wesens getroffen, die dir mit deinem bewußten Willen nicht zugänglich ist.

ANTJE: *Dazu muß wohl Resonanz möglich sein?*

SAFI: Es muß irgendeine Art von Beziehung zu der betreffenden Person möglich sein. Aber es gibt einen sehr großen Kreis von Menschen, in die du dich von Fall zu Fall verlieben könntest, wenn du die Technik der Selbsthypnose anwenden würdest.

HEINZ: *Ist es auch Liebe, wenn man sich aufgrund von Äußerlichkeiten verliebt? Ihr habt gesagt: Wenn man jemanden liebt, sieht man, was er zu geben hat, und damit seine Schönheit. Gilt diese Regel auch umgekehrt: Wenn ich Schönheit eines Menschen erkenne und schätze, liebe ich ihn dann? Genügt es, ihn schön zu finden?*

SAFI: Wenn die Form einer Nase, eines Hinterteils oder eines Fußes bei dir persönliche Gefühle auslöst, dann gilt deine Bewunderung nicht eigentlich der Schönheit der betreffenden Person; sie bezieht sich auf ein Detail, das dir aus irgendeinem Grunde vertraut ist und sich dir eingeprägt hat – sei es von einer anderen Begegnung oder von einer latent vorhandenen Idealvorstellung her. Jedenfalls bezieht es sich nicht auf das, was wir die Schönheit der Person nennen. Die Schönheit der Person zu erfassen heißt, etwas von ihrem Wesen zu erfassen und von der Art, wie dieses sich im Körper ausdrückt.

Um so etwas kann es sich auch bei dir handeln. Du kannst auf die äußere Erscheinungsform eines Menschen reagieren, weil du mehr oder weniger bewußt oder unbewußt in dieser Erscheinungsform erfaßt, wie dieses Wesen sich in einem Körper auszudrücken versucht. Du kannst aber auch auf eine schön geschwungene Nase reagieren, weil sie mit irgend etwas übereinstimmt, was mit diesem Wesen nichts zu tun hat, und dich daran erinnert. Diese zwei Möglichkeiten mußt du unterscheiden.

ANTJE: *Was mich betrifft, so habe ich mich lange Zeit immer in Männer verliebt, die entweder Schrankgröße hatten oder zumindest eine tiefe, warme Stimme. Diese Äußerlichkeiten lösten in mir das Gefühl aus, dort Schutz und Führung zu finden.*

SAFI: Das ist ein gutes Beispiel. In diesem Fall hast du durch deine Bewunderung oder durch deine persönlichen Gefühle keine Beziehung zu dem Wesen hergestellt, sondern du hast in dieses etwas hineinprojiziert: ein Bedürfnis, das du selbst hattest und sozusagen in der Außenwelt konkretisiert hast. Damit möchten wir nicht sagen, daß es falsch oder schlecht sei, sich so zu verlieben. Es ist durchaus möglich, daß die Art von Ergänzung, die du gebraucht hast, dir tatsächlich auf diesem Wege zuteil werden konnte. Denn warum sollte ein Mann, der zwei Meter groß und sehr kräftig ist und eine tiefe Stimme hat, nicht tatsächlich Persönlichkeitszüge aufweisen können, mit denen er zu dir paßt? Es ist möglich, aber es ist nicht immer der Fall. Eine Körpergröße von zwei Metern, Muskeln und tiefe Stimme könnten auch eine Tarnung sein, um eine sehr schwache Persönlichkeit zu verbergen.

ANTJE: *Ist es gut, wenn man die Komik entdeckt, die darin liegt, und sich selbst zu durchschauen beginnt? Dann befreit man sich von solchen Irrtümern und läuft nicht länger im Kreis. Ich finde es so merkwürdig an uns Menschen, daß wir immer wieder dieselben Dinge tun.*

SAFI: Das ist nicht merkwürdig – sondern *logisch.* Denn als Persönlichkeit habt ihr Bedürfnisse, die auf bestimmte Lücken hinweisen. Dabei meinen wir mit ›Lücken‹ niemals, daß euch etwas fehlt. Euch fehlt überhaupt nichts – aber nicht in jedem Bereich habt ihr euch bereits voll entfaltet. Diese Lücken trachtet ihr zu füllen. Deshalb fliegt ihr immer wieder auf die gleichen Äußerlichkeiten; denn tiefe Stimmen, blonde Haare, großer Busen, kleine Füße und so weiter symbolisieren für euch eine bestimmte Qualität, die ihr in der Außenwelt sucht. Und das ist nicht wirkungslos.

Ihr mögt einwenden: Diese Qualität nützt euch ja nur etwas, wenn ihr sie selbst entfaltet. Das ist richtig. Aber ihr könnt sie besser entfalten, wenn sie euch in der

Außenwelt begegnet und wenn ihr mit einer Person, die sie aufweist, in lebendigem Kontakt steht. Dann kann die entsprechende Seite in euch erweckt werden und sich entfalten. Ehe es soweit ist, werdet ihr diese Seite in der Außenwelt suchen; und genauso lange werdet ihr euch von Menschen angezogen fühlen, bei denen diese Seite entwickelt ist. Und sie drückt sich für euch oft in bestimmten äußeren Merkmalen aus. Dabei sind diese äußeren Merkmale nicht immer ein Indiz dafür, daß die entsprechenden Eigenschaften auch tatsächlich vorhanden sind. Beispielsweise könntet ihr unbewußt, aus früheren Erfahrungen heraus, eine tiefe Stimme mit Autorität assoziiert haben. Vielleicht hatte euer Vater oder irgendeine andere Autoritätsperson eine tiefe Stimme. Später werdet ihr diese Assoziation immer wieder vornehmen – bis ihr merkt, daß eine tiefe Stimme nicht unbedingt mit Autorität zu tun hat. Dann werdet ihr tiefer sehen und euch von Personen angezogen fühlen, die diese Qualität haben, aber nicht unbedingt eine tiefe Stimme.

Auch hier könnt ihr sehr gut die Dynamik des Ganzen studieren. Es ist ziemlich zwecklos, sich dagegen aufzulehnen, daß ihr dies oder jenes empfindet oder daß ihr so seid, wie ihr seid.

Denn alles hat seinen guten Grund. Es ist leichter, dies zu akzeptieren, als zu versuchen, es zu ändern. Denn indem ihr es akzeptiert, ändert ihr es bereits. Indem ihr aber versucht, es zu ändern, könnt ihr es unter Umständen verfestigen.

ANTJE: *Ich bin davon losgekommen, indem ich erkannte, was dahintersteckte. Ich hatte immer zuviel Verantwortung auf mich genommen und suchte nach jemandem, der auch für mich Verantwortung übernimmt. Als ich das erkannte, war ich von diesem immer wiederkehrenden Verhalten befreit. Ich sah die Komik darin.*

SAFI: Das ist es, was wir ›tiefer sehen‹ nennen. So könnte auch Heinz beispielsweise, wenn er sich von einem bestimmten Detail angezogen fühlt, tiefer sehen und überlegen: Was bedeutet dieses Detail für mich? Was suche ich eigentlich wirklich? Auch Ralf könnte, wenn er nach einer bestimmten Person Sehnsucht hat, tiefer sehen und sich fragen: Was bedeutet diese Person für mich? Was löst meine Sehnsucht aus?

So kann jeder von euch tiefer sehen. Dadurch wacht er immer weiter auf und erkennt sich selbst.

ANTJE: *Es ist ein sehr angenehmes Gefühl, bewußt aus diesem Kreis der ständigen Wiederholungen herauszutreten.*

Wie kommt es, daß sich lange Zeit überhaupt nichts tut, bis dann plötzlich Momente des Erwachens kommen?

SAFI: Wille, Wunsch und Tun sind eins – auch wenn es für euch manchmal nicht so aussieht, weil eurem physischen Wahrnehmungsapparat nur die Oberfläche zugänglich ist. Ihr seid frei zu tun, was ihr wollt. Wenn ihr euch einsperrt, so deshalb, weil ihr euch einsperren wollt – vielleicht, weil ihr in eingesperrtem Zustand eine Art von Sicherheit erfahren könnt. Ein Gefängnis ist auch ein Schutz. Es bietet eine gewisse Regelmäßigkeit, und es ist nicht nur so, daß ihr nicht hinauskönnt, sondern es kann auch niemand herein.

ANTJE: *Ja. Man ist versorgt.*

HEINZ: *Ich pfeife darauf!*

SAFI: Wenn ihr auf all dies pfeifen wollt, dann tut es. Ihr tut damit genau, was ihr wollt – und *weil* ihr es wollt. Deshalb braucht ihr niemand anderen zu fragen, warum ihr etwas tut oder bleibenlaßt. Und wenn ihr aus einem Traum aufzuwachen wünscht, so werdet ihr aufwachen, weil ihr dies wollt. Niemand ist verantwortlich für das, was ihr tut, außer ihr selbst; niemand bestraft euch, außer ihr selbst.

ANTJE: *Das ist schwer zu verstehen.*

SAFI: Das liegt daran, daß wir uns in Worten verständlich machen müssen. Und Worte sind Schranken; sie trennen mehr, als daß sie verbinden. Denn damit Worte gesprochen und aufgenommen werden können, ist Zweiheit oder Vielheit erforderlich; es setzt voraus, daß hier einer ist, der etwas mitteilt, und dort einer, der etwas aufnimmt. Worte schaffen Distanz. Wenn ihr also den Sinn dieser Worte erfassen wollt, müßt ihr sie weglegen in eurem Kopf, ebenso wie eure Bilder. Anders könnt ihr nicht erfassen, was wir meinen.

Die Farben der Liebe · Liebe ist ein Kind der Freiheit · Die neue Rollenverteilung zwischen Mann und Frau · Das Männliche und das Weibliche · Nicht Kampf, sondern Tanz der Geschlechter

Ihr alle erlebt Liebe in verschiedenen Nuancen, die wir ›Farben‹ nennen möchten. Im Grunde gibt es nur eine Liebe; aber diese eine Liebe spaltet sich innerhalb eurer Welt auf in ein Spektrum verschiedener Farben – ähnlich wie die Farbe Weiß sich aufspaltet in ein Spektrum verschiedener Farben und diese wieder in andere Farben.

Jeder von euch erlebt im Verlauf seiner Existenzen als Mensch in einem physischen Körper alle Farben der Liebe. Das Spektrum muß vollständig sein, bevor ihr zu dem durchstoßt, wovon ihr alle träumt, wonach ihr euch alle sehnt und was ihr als die wahre Liebe, die Urliebe, die göttliche, die kosmische Liebe bezeichnet. Ihr müßt das ganze Spektrum erlebt haben, besser gesagt: Ihr möchtet es. Denn hinter alledem stehen kein Zwang und keine Vorschrift, sondern steht ein Wunsch.

Dieses Leben, das ihr gegenwärtig überblickt, bildet innerhalb eurer Gesamtexistenz nur einen winzigen Ausschnitt. In diesem Ausschnitt erlebt ihr die eine oder andere Farbe der Liebe – eventuell nur eine, eventuell auch mehrere. Ihr werdet das selbst feststellen können, wenn ihr eure Beziehungen mit anderen Menschen unter diesem Aspekt betrachtet: und zwar nicht nur die sogenannten Liebesbeziehungen, sondern *alle*

Beziehungen. Und ihr werdet auch feststellen können, mit welcher Farbe der Liebe ihr gerade im Augenblick beschäftigt seid. Das kann euch sehr nützlich sein. Es kann euch die Augen öffnen, vieles verständlich machen und in einen größeren Zusammenhang rücken, was ihr derzeit erfahrt. Es gibt euch automatisch mehr Abstand und mehr Überblick, um eure gegenwärtige Situation zu beurteilen und euch selbst die Frage zu beantworten, warum ihr euch so verhaltet, wie ihr es tut. Denn sehr oft seid ihr mit eurem Verhalten unzufrieden. Sehr oft werft ihr euch beispielsweise vor, daß ihr immer wieder und immer wieder dasselbe Verhalten an den Tag legt, obwohl ihr eigentlich meint, ihr müßtet es schon besser wissen. Tatsächlich legt ihr mit gutem Grund eine gewisse Zeitlang immer wieder dasselbe Verhalten an den Tag; denn es will und soll euch zu einer bestimmten Erfahrung führen. Und diese Erfahrung hat sehr oft zu tun mit einer bestimmten Art, mit einer bestimmten Farbe der Liebe, die ihr erfahren wollt.

Diese Informationen sind wichtig. Denn sie geben euch ein Fundament. Ihr braucht nicht viel darüber nachzudenken, aber es ist gut, wenn ihr euch dieses Wissen (das ohnehin in euch schlummert) vergegenwärtigt und in euch weckt. Es wird euch sehr helfen, in euren Beziehungen klarer zu sehen, euch selbst und andere Menschen besser zu verstehen, weniger zu korrigieren und weniger herumzudirigieren. Denn ihr werdet dann das zugrunde liegende sinnvolle Gesamtmuster leichter erkennen und auch leichter sehen können, in welchem Ausschnitt dieses Gesamtmusters ihr gerade beschäftigt seid.

So könnte beispielsweise jemand die Liebe als Leidenschaft erfahren wollen; doch sein angelerntes oder anerzogenes Wissen läßt ihm Leidenschaft vielleicht suspekt erscheinen. Womöglich meint er, Leidenschaft sei gefährlich – für ihn selbst oder für den beteiligten Partner. Vielleicht meint er auch, sie sei unedel, sie vertrüge sich nicht mit höheren Idealen, mit Spiritualität. Wenn er sich nun vergegenwärtigt, daß er Liebe in allen Farben und Schattierungen erfahren möchte, muß und soll, dann wird er sich mit sich selbst leichter anfreunden können und verstehen, daß sein Bedürfnis, Liebe als Leidenschaft zu erleben, seine Existenzberechtigung und seinen Sinn hat. Er wird sich dann den Freuden und Leiden der Leidenschaft hingeben können, ohne andauernd dagegen zu kämpfen.

Es gibt viele andere Beispiele dieser Art.

Das gesamte Spektrum von Farben, in denen Liebe von euch erfahren und erlebt werden kann, unterteilt ihr gern in einen guten und einen schlechten, einen wertvolleren und einen weniger wertvollen Ausschnitt. Diese Unterteilung macht euer Erlebnisfeld ärmer und führt dazu, daß ihr in vielen Bereichen gegen euch selbst Krieg führt. Deshalb wäre es auch hier wiederum sehr sinnvoll zu versuchen, alle Farben, Nuancen, Schattierungen der Liebe wahrzunehmen, ohne sie durch die Wertungsbrille zu betrachten.

Im Grunde genommen rührt eure Wertung daher, daß ihr alle eine Ahnung, eine Erinnerung, eine Vorstellung habt von der universalen Liebe und diese universale, göttliche, ›übermenschliche‹ Liebe als euer Ideal betrachtet. Mit gutem Grund. Die Arten der Liebe, die ihr erfahrt, versucht ihr nun zu ordnen und zu unterteilen in solche, die diesem Ideal näher zu kommen oder von ihm weiter entfernt zu sein scheinen.

Diese Sichtweise ist aber sehr eingeschränkt; denn sie ist lineare Sicht. Betrachtet eure Entwicklung zur Ganzheit als einen multidimensionalen Vorgang, der sich in alle Richtungen erstreckt, wie die Entfaltung einer Blüte. Alle Richtungen sind dabei wichtig – ebenso wie jedes einzelne Blütenblatt.

Zur Erfahrung der Ganzheit gelangt ihr, indem ihr jedes einzelne Blütenblatt öffnet. Dahin kommt ihr so oder so. Aber ihr könnt euch nicht dorthin zwingen; ihr könnt euch beispielsweise nicht zwingen, die ganze Menschheit zu lieben. Vielmehr werdet ihr ganz natürlich in diese Liebe hineinwachsen, und dieses Wachstum vollzieht sich um so natürlicher und müheloser, je mehr ihr ihr selbst seid, euren eigenen Wünschen und Eingebungen folgt und nicht irgendwelchen Vorstellungen davon, was edel oder erstrebenswert ist, und was nicht.

Menschen, die sich aus intellektueller Erkenntnis und Einsicht heraus bemühen oder gar zwingen wollen, die ganze Menschheit zu lieben, scheitern oft kläglich. Und dieses Scheitern wird ihnen oft von Menschen vor Augen geführt, die ihnen sehr nahestehen und die sie beim besten Willen nicht lieben können.

Deshalb empfehlen wir euch: Liebt, wen ihr liebt. Versucht nicht, jemanden zu lieben, den ihr nicht liebt. Es ist zwecklos.

Wenn ihr liebt, wird sich eure Liebe ganz von selbst ausdehnen – auf immer mehr Menschen und immer mehr Formen des Einen Lebens überhaupt.

Eines könnt ihr allerdings durch eigene Bemühung erreichen: alle Menschen zu achten. Denn hierbei kann euch euer Verstand, eure Erfahrung und eure Vorstellungskraft sehr wohl weiterhelfen. Ihr könnt euch sehr leicht vorstellen, daß beispielsweise in jedem Menschen das gleiche wohnt wie in euch: ein Wesen, das tut, was es kann.

Liebe jedoch kann durch keine Mühe erreicht werden. Liebe wächst – in euch und durch euch. Bloß eines könnt ihr dazu beitragen: ihr keine Hindernisse entgegensetzen. Ihr könnt Liebe nicht erzeugen, aber ihr könnt sie blockieren. Eines der häufigsten Hindernisse errichtet ihr in dem beliebten Versuch, mit Gewalt Menschen zu lieben.

Laßt den Fluß fließen, wo er fließt. Versucht nicht, ihn umzudirigieren. Versucht ihn ebensowenig einzuengen oder aufzuhalten. Er fließt ins Meer, auch ohne euer Zutun.

ANTJE: *Trifft das zum Beispiel auch auf den Fall zu, daß eine Mutter ihr Kind oder ein Kind seine Eltern nicht liebt?*

SAFI: Es trifft auf alle Arten von Beziehungen zu. In dem Fall, den du ansprichst, können die Kinder beziehungsweise die Eltern ohnehin nichts anderes tun als ihr Bestes – und das bedeutet: einander das geben, was sie geben können. Wenn sie keine Liebe füreinander empfinden, können sie einander auch keine geben. Wohl aber können sie einander respektieren und füreinander sorgen.

ANTJE: *Ist es gut, sich einen solchen Tatbestand einzugestehen? Daraus kann sich ja leicht ein schlechtes Gewissen entwickeln.*

SAFI: Es ist sogar äußerst wichtig, sich das nicht nur einzugestehen, sondern vielmehr auch, es sich *zuzugestehen*. Und dabei muß man wissen: Es gibt kein Soll. Es gibt nur das, was ist. Das bedeutet: Wo Liebe ist, ist Liebe. Wo keine Liebe ist, ist keine Liebe. Laßt es dabei. Wenn ihr euch von Soll-Vorstellungen befreit, wird Liebe von selbst wachsen. Allein durch diesen Schritt könnten Eltern zu ihrem Kind die Liebe entwickeln lernen, die sie bislang nicht empfinden konnten.

ANTJE: *Genau das habe ich schon beobachtet. Gerade diejenigen, die sich zugestehen, keine Liebe empfinden zu können, entwickeln Liebe oder zumindest große Zuneigung; andere hingegen, die sich selbst gegenüber nicht so ehrlich sind, geraten in sehr unangenehme Zustände.*

SAFI: Liebe kann *nur* in Freiheit wachsen – niemals dann, wenn ihr Druck auf euch ausübt und euch zu einer Liebe zu zwingen versucht.

Liebe wächst, wo Freiheit ist: Das gilt selbstverständlich auch und in ganz besonderem Maße für eheliche und ähnliche Beziehungen. Deshalb seht ihr oft Verheiratete ein sogenanntes Verhältnis mit einer Drittperson suchen, mit der eine Ehe unter Umständen gar nicht anders und gar nicht besser aussähe als ihre eigene Ehe; aber da es keine Ehe ist, finden sie darin Freiheit. So können sie die vorhandene Liebe auf ein Feld umleiten, auf dem sie sich frei entfalten kann. Zu Hause werden ihr dagegen Käfige gebaut; dort wird versucht, den Fluß in einen Kanal oder in einen Stausee zu verwandeln. Deshalb bahnt sich die Liebe ihren Weg dorthin, wo sie sich frei entfalten kann.

Liebe ist ein Kind der Freiheit. Wenn ihr euch selbst liebt und geliebt werden wollt, ist es deshalb eure allererste Pflicht, euch selbst und den anderen zu befreien. Um so mehr solltet ihr das tun, wenn ihr den anderen wahrhaftig liebt. Befreit euch.

Eine solche Befreiung besteht in keinem Kraftakt und keiner Selbstvergewaltigung. Traut euch lediglich, ganz und gar ihr selbst zu sein, und gestattet das gleiche dem anderen. Seid gewiß: Je mehr ihr zu beidem in der Lage seid, desto mehr könnt ihr eurer Liebe sicher sein; je mehr ihr euch selbst und den anderen in eine künstliche Form einsperrt, desto weniger könnt ihr eurer Liebe sicher sein.

Das erfordert Mut. Und Mut könnt ihr nur haben, wenn ihr vertraut. Deshalb beschreiten wir mit diesem Buch den Weg, euch Grundlagen für Vertrauen zu liefern. Es gibt nichts Wichtigeres. Denn wenn ihr euch selbst einsperrt, Gewalt antut oder permanent korrigiert und gleichermaßen mit dem anderen und mit eurer Beziehung umgeht, dann deshalb, weil euch Vertrauen fehlt: Vertrauen in eure eigene Natur und deren Weisheit, in die Natur des anderen und eurer Beziehung.

Wenn ihr euch das, was ihr im allgemeinen Sprachgebrauch als ›die Natur‹ bezeichnet, einmal genau anschaut, dann seht ihr: Ihr habt allen Grund zu vertrauen. Die Natur – zumindest dort, wo sie noch nicht von euch verfälscht wurde – ist ein unendlich komplexes und doch ganz und gar sinnvolles und harmonisches Zusammenspiel, das ganz von selbst zu immer größerem und immer höherem Wachstum strebt. Dort aber, wo ihr im Übermaß eingegriffen und korrigiert habt, habt ihr sie gestört. Ähnlich verfahrt ihr mit eurer eigenen Natur und der Natur eurer Beziehungen. Laßt sie wild wachsen, und sie wird in Harmonie und Schönheit gedeihen.

ANTJE: *Ich habe das Gefühl, daß man dieses Buch jungen Menschen geben sollte. Bevor sie anfangen, all unsere Fehler zu wiederholen, sollten sie so ein Buch lesen …*

SAFI: Ja und nein. Viele junge Menschen werden nicht in der Lage sein, es zu verstehen. Ihr versteht es, weil ihr schon viel erlebt habt.

Ähnlich wie eine große Zahl von Erwachsenen derzeit diesen Entwicklungsschritt tut, gibt es allerdings auch unter den Jugendlichen viele, die bereits mit anderen Voraussetzungen angetreten sind. Für sie ist das Buch verständlich, aber schon fast überflüssig. Für diese andere Spezies müßte ein anderes Buch geschrieben werden.

RALF: *Und für wen ist dann dieses Buch?*

SAFI: Für Menschen wie ihr.

RALF: *Das ist keine große Gruppe.*

SAFI: Es ist eine sehr große Gruppe.

RALF: *Ich denke immer, Beziehungsprobleme liegen mehr an den Frauen. Denn Frauen machen im Augenblick eine seltsame Phase durch.*

SAFI: Das ist richtig, und es ist falsch. Wenn du die Frauen fragst, werden sie sagen, daß es an den Männern liegt.

Aber es ist etwas dran. Eure Paarbeziehungen sind in einer Umschichtung begriffen. (Wir beziehen uns hierbei auf euren Kulturkreis, eure Altersgruppe und diejenigen Menschen, die sich gegenwärtig auf der gleichen Reise befinden.) Und die wichtigste Voraussetzung für diese Umschichtung war die Emanzipation der Frauen. Dieser Prozeß ist noch nicht abgeschlossen. Viele Wunden, welche die Frauen davongetragen haben, müssen erst noch heilen; und vieles in der äußeren Welt ist noch nicht auf Emanzipation eingerichtet. Eure Gesellschaft hat diese Entwicklung noch nicht ganz vollzogen. Deshalb befindet ihr euch, sowohl Männer als auch Frauen, in einer Übergangsphase, die sehr schwierig ist. Ihr wißt es alle. Die alte Rollenverteilung funktioniert nämlich nicht mehr, und die neue ist noch nicht in Sicht.

Denn Gleichheit ist nicht die Lösung. Männer und Frauen sind nicht gleich. Wohl können Frauen auf vielen Gebieten, die bisher als typisch männlich galten, das gleiche, wenn nicht sogar Besseres leisten als Männer; sie können sogar bessere Soldaten sein. Doch die eigentliche Lösung sieht anders aus: Frauen sollten einerseits ihre Qualitäten vervollständigen, indem sie auch sogenannte männliche Qualitäten entwickeln und integrieren; andererseits sollten sie aber ihre besonderen Qualitäten als Frauen wiederentdecken, die nämlich seit vielen Epochen verschüttet sind. Denn als die Frau am Herd stand, war das eigentlich typisch Weibliche auf ein Minimum reduziert. Die weibliche Urqualität besteht nicht darin, ein unmündiger und schwacher Diener zu sein. Sie besteht unter anderem im Besitz einer ganz spezifischen Art von Macht und Kraft, die der spezifischen Macht und Kraft des Mannes ebenbürtig, jedoch polar entgegengesetzt ist. Aber in der Zeit der Männerherrschaft hat sich das Gleichgewicht verschoben: Männer haben sich ein Übermaß an Macht angeeignet, und Frauen haben ihre Macht auf ein Mindestmaß reduzieren lassen. Dies sind nicht die natürlichen Verhältnisse.

Um also die neue Beziehung zu entwickeln, kollektiv betrachtet, ist es notwendig, daß Frauen die weiblichen Urqualitäten in sich wiederentdecken und zum Leben erwecken und sich auf ihre eigene Kraft und Macht besinnen, die anders ist als die Kraft und Macht der Männer. Dabei müssen wir immer einschränkend hinzufügen, daß jedes Geschlecht von beidem etwas in sich hat. Nur die Gewichtung ist verschieden. Komplementär dazu müssen die Männer das abgeben, was sie sich an ihnen nicht zustehender Macht künstlich angeeignet haben; nur so kann das Gleichgewicht wiederhergestellt und eine wirkliche und tragfähige Harmonie und eine schöpferische Kooperation erreicht werden. Für Männer mag dies schmerzlich sein. Denn es fühlt sich an wie ein Machtverlust. Tatsächlich ist es aber keiner. Die Männer befreien sich vielmehr von Übergewicht – ähnlich, wie wenn ihr euch von physischem Übergewicht befreit; nachdem ihr euer Gewicht auf ein gesundes, natürliches und kräftiges Normalmaß gesenkt habt, werdet ihr euch viel wohler fühlen, als wenn ihr zu dick seid. Aber die Übergangszeit ist ein bißchen unangenehm.

ANTJE: *Danach werden die Männer überhaupt erst die volle Freundschaft und Zuneigung der Frauen gewinnen können. Wenn Männer und Frauen einander nicht mehr in latenter*

Kampfstimmung begegnen, wird ihre Beziehung befreit sein – und dann erst so werden, wie sie sein kann.

SAFI: Wenn ihr diesen Sprung getan habt, könnt ihr überhaupt erst entdecken, was eine Paarbeziehung wirklich sein kann; zu welchen Höhen ihr euch gemeinsam aufschwingen könnt; wie ihr euch wirklich zu einer sinnvollen, tragfähigen und beglückenden Partnerschaft ergänzen könnt, ohne euch ineinander zu verkeilen – in Freiheit und einander dennoch liebend verbunden. Dies alles ist nur möglich, wenn das Gleichgewicht hergestellt ist; wenn die Männer abgespeckt und die Frauen zugenommen, ihr natürliches Gewicht wiedergefunden haben. Dies kann sich auch physisch äußern. Denn das gegenwärtige weibliche Schönheitsideal ist immer noch sehr zart und zerbrechlich. Es hat zwar Muskeln hinzugewonnen, ist aber immer noch an das romantische Ideal früherer Zeiten angelehnt. Es kann sich verändern in Richtung auf mehr Gewichtigkeit – was nicht Fettleibigkeit heißt, sondern Stehvermögen.

RALF: *Ich habe das Gefühl, daß die Frauen momentan sehr männlich sind.*

SAFI: Viele Frauen versuchen, ihr aus früheren Erfahrungen und aus der Erziehung mitgebrachtes Ohnmachtsgefühl dadurch zu kompensieren, daß sie sich männliche Domänen aneignen und die männliche Art, Macht auszuüben. Aber sehr viele haben bereits entdeckt, daß dies nicht ausreicht oder sogar untauglich ist, und beginnen ihre eigene, spezifisch weibliche Macht zu entdecken. Äußerliches Symptom und typisches Beispiel dafür ist die Mode des Bauchtanzes.

Wenn ein Mann wie du in seiner eigenen Entwicklung einen Schritt getan hat, wird er automatisch mit Frauen in Berührung kommen, die ihrerseits auf ihre

Art den gleichen Schritt vollzogen haben. Deshalb raten wir euch: Beginnt bei euch selbst. Wenn ihr den Eindruck habt, daß eure Beziehungsschwierigkeiten oder überhaupt die ganze Misere im Verhältnis zwischen den Geschlechtern an den Frauen liegt, dann trachtet danach, euch selbst zu vervollständigen und weiterzuentwickeln. Dann werdet ihr automatisch Angehörige des anderen Geschlechts anziehen, die sich auch im gleichen Maße vervollständigt und weiterentwickelt haben. Und ihr werdet aus diesen Schwierigkeiten herauswachsen, ohne angestrengt danach suchen zu müssen.

Die Entwicklungen von Männern und Frauen gehen Hand in Hand. Sie sind verzahnt. Sie bedingen einander, und sie hängen voneinander ab. Es kann nicht die eine Seite sich entwickeln, ohne daß auch die andere Seite sich entwickelt – komplementär. Wenn beispielsweise die eine Hälfte, wie in bestimmten Phasen der Vergangenheit, sich zu sehr aufbläht, muß die andere Seite sich sehr klein machen, und umgekehrt. Ihr habt die große Chance, eure Beziehungen insgesamt auf eine Stufe zu heben, auf der ihr Liebe in viel größerer Fülle und Tragweite erfahren könnt – wenn ihr Gleichgewicht herstellt. Wenn ihr einander helfen wollt, dann bedeutet das für die Männer: Unterstützt die Frauen in ihrem Bemühen, sich selbst zu finden, sich selbst zu entwickeln und ihre eigenen Wege zu gehen; und für die Frauen heißt das: Unterstützt die Männer ebenfalls in ihrem Bemühen, sich selbst zu finden – nämlich sich von ihrer bisherigen Vorstellung zu befreien, wie ein Mann zu sein habe – und sich zurückzuziehen auf das, was sie wirklich sind. Dort werden sie ihre wirkliche eigene Kraft entdecken, die ihnen nicht zufließt aus dem kollektiven Bild eines mächtigen und starken Mannes, sondern aus der Mitte ihres eigenen Wesens. Das ist der Weg, wie ihr einander helfen könnt, als Gruppe und einzeln.

RALF: *Aber im Augenblick ist die Situation zwischen Männern und Frauen sehr seltsam. Von vielen Leuten habe ich gehört, daß sie überhaupt nichts mehr mit Beziehungen zu tun haben wollen. Die Männer kennen sich überhaupt nicht mehr aus, die Frauen sind zu ›macho‹ geworden…*

SAFI: Das ist notwendig zur Heilung. Es ist eine notwendige Begleiterscheinung des Heilungsprozesses.

Damit ihr klarer seht, sollten wir vielleicht auf das Wesen des Männlichen und Weiblichen allgemein näher eingehen.

Sie sind zwei Urkräfte der gesamten Schöpfung. Ihr alle habt von beiden Urkräften Anteile in euch, sonst könntet ihr nicht existieren. Sie gehören zu den Bedingungen eurer Existenz. Alles Manifestierte lebt aus dem Zusammenwirken dieser beiden Urkräfte. Im Verlaufe der verschiedenen Menschheitsepochen haben die Begriffe ›männlich‹ und ›weiblich‹ verschiedene Färbungen angenommen, verschiedene Interpretationen, je nachdem, wie die gesellschaftlichen Machtverhältnisse gerade waren. Dennoch bleiben bestimmte gemeinsame Interpretationen, an die wir anlehnen können, beispielsweise an die Yin- und Yang-Lehre der Chinesen. Danach ist Yang die männliche Kraft, die aktiv in die Welt eingreift; Yin ist die passive, empfängliche Kraft, die nicht mit der Welt umgeht, sondern sie auf sich wirken läßt. Von beiden habt ihr etwas in euch, jeder in seinem ganz spezifischen persönlichen Mischungsverhältnis. Grundsätzlich haben Frauen aber von Natur aus mehr Yin-Elemente in sich, Männer mehr Yang-Elemente. Beide Geschlechter sind auf dem Weg, sich zu vervollständigen. Und dazu gehört, daß sie auch in sich selbst zwischen diesen Kräften Gleichgewicht herstellen und beide Seiten entfalten. Dazu müssen sie wissen, an welchem Punkt dieser Entwicklung sie gerade stehen. Und hier können wir an das vorher Gesagte anknüpfen: Aus unserer Perspektive stehen viele Frauen gegenwärtig an einem Punkt ihrer Entwicklung, wo sie sich viele Yang-Elemente angeeignet beziehungsweise in sich entwikkelt haben, sich nun aber auch auf die Kraft, den Wert und die Weisheit der weiblichen Elemente zurückbesinnen müssen.

Worin Weiblichkeit besteht, wurde oft mißverstanden. Da ihr über die Menschheitsgeschichte keinen großen Überblick habt, seht ihr nur den kleinen Ausschnitt der letzten Jahrhunderte, während derer die Frau am Herd stand und sich sehr klein und dünn gemacht hatte. Dies ist nicht das, was wir das weibliche Element nennen. Wenn ihr das weibliche Element in seiner Ganzheit, in seiner Kraft und in seiner Schönheit finden wollt, müßt ihr in Epochen zurückgehen, in denen entweder Gleichgewicht geherrscht hat oder Übergewicht auf der weiblichen Seite; in denen sich Frauen frei entfalten konnten, gemäß ihrer Natur. Und ihr werdet sehen: Diese Frauen haben mit dem Heimchen am Herd nichts, aber auch gar nichts gemein. Es waren sehr kraftvolle Persönlichkeiten, welche die Männer an Weisheit übertrafen, da sie die Fähigkeit besaßen, aufzunehmen und die Dinge passiv und gelassen auf sich wirken zu lassen. Die Männer, die aktiv in die Welt eingriffen und das Werkzeug ihres Verstandes mehr und mehr entwickelten, verfügten dafür weniger über intuitive Fähigkeiten. Deshalb waren zu Zeiten, da soziales Gleichgewicht herrschte, Frauen die Führerinnen; denn sie besaßen intuitive Fähigkeiten, welche die Männer nicht in gleichem Ausmaß hatten, da sie sich anders spezialisiert und ausgerichtet hatten. Das bedeutet: Frauen waren die Führer und Männer die Ausführer. Ähnlich könnte eine ideale Ehe, eine ideale Paarverbindung in Zukunft aussehen – nur daß sich die Gewichtung innerhalb des männlichen und des weiblichen Individuums insofern verändert, als sich dieses weit mehr vervollständigt haben wird.

Wir möchten dazu noch ergänzen, daß es *beider* Elemente bedarf, um in der Welt der Manifestation existieren zu können. Wenn wir sagen: »Die einen waren die Führer und die anderen die Ausführer«, dann meinen wir nicht, daß die einen wertvoller waren als die anderen oder umgekehrt. Denn ein Führer kann ohne Ausführer nichts ausrichten und umgekehrt. Sie brauchen einander. Eure Hierarchievorstellungen beruhen auf einer Wertung, die keine Rolle spielt, sie ist der Wirklichkeit übergestülpt worden. Sieh die Natur an: Es gibt in ihr keine Wertunterschiede – nur Zusammenspiel und harmonischen Aufbau. In ihr hat jedes Element seinen Platz, keines ist wertvoller oder geringer als das andere, alle brauchen einander. So ist es mit Männern und Frauen.

ANTJE: *Könnte es so sein, daß bei fortgeschrittener Entwicklung beide Geschlechter in die Rolle des Führers hineinwachsen, so daß keines von beiden mehr auf eine Rolle beschränkt bleibt?*

SAFI: Wir sehen, daß die Entwicklung einen Schritt in diese Richtung tun wird. Aber wir sehen keine vollständige Gleichheit innerhalb dieser physischen Welt auf dieser Erde. Denn solange ihr euch als Mann oder als Frau inkarniert, werdet ihr dies in der Absicht tun, das eine oder das andere Element mehr oder weniger stark zu erfahren. Sonst würdet ihr euch eine androgyne Erscheinungsform zulegen und vermutlich nicht mehr auf dieser Ebene agieren wollen. Verstehst du?

ANTJE: *Ich dachte mehr daran, daß man je nach Bedarf diese oder jene Rolle spielt – nicht unbedingt der Mann die eine oder die Frau die andere, sondern je nach Bedürfnis und Situation.*

SAFI: Das wird vielen Individuen möglich sein. Aber insgesamt, kollektiv betrachtet, wird es wahrscheinlich immer noch unterschiedliche Gewichtungen von männlichen und weiblichen Anteilen geben.

ANTJE: *Worauf läuft die Entwicklung denn hinaus, die sich gegenwärtig anbahnt? Geht sie dahin, daß Frauen wieder die Rolle der Führenden und Männer die Rolle der Ausführenden übernehmen, wobei sich beide Geschlechter harmonisch ergänzen?*

SAFI: Sie geht ein bißchen in diese Richtung. Zunächst einmal sehen wir, daß viele Frauen die Eigenschaften aktiven und aggressiven Handelns entwickeln und viele Männer intuitive Fähigkeiten. Also kommt es auf beiden Seiten zu einer gewissen Vervollständigung. Frauen besinnen sich dann auf die Kraft ihrer Weiblichkeit und Männer auf ihre wirkliche Männlichkeit. Ihre Beziehung wird dadurch insgesamt harmonischer. Schon jetzt, in dieser Zeit, entwickeln viele Frauen ihre intuitiven Fähigkeiten in wachsendem Maße, und viele Männer schließen sich solchen Frauen an. Aber wir sehen im Augenblick nicht, daß sich eine soziale Umgewichtung vollzieht in der Weise, daß Frauen die Übermacht bekommen. Es ist aber sehr wohl eine Welt möglich, in der Männer etwas stärker die aktive, handelnde Seite repräsentieren und Frauen etwas stärker die intuitiv-empfangende, die die andere inspiriert. Diese Rollenverteilung kann, muß sich aber nicht in vordergründiger gesellschaftlicher Machtverteilung ausdrücken. Eher erwarten wir politisches und gesellschaftliches Gleichgewicht.

ANTJE: *Also steuert die Beziehung der Geschlechter auf Harmonie zu, und Mißverständnisse, Kampfbereitschaft oder Resignation werden verschwinden?*

SAFI: Sie werden sich weitgehend auflösen. Und den leichtesten, schnellsten und überdies auch angenehmsten Weg dorthin versuchen wir in diesem Buch zu schildern, nämlich: Findet euch selbst, seid ihr selbst, folgt euren eigenen Eingebungen und Impulsen, nichts und niemand anderem. Zerstört alle Bilder, die ihr euch von euch selbst, von den anderen und von den Rollen der Geschlechter gemacht habt, und vertraut dem Wildwuchs eurer eigenen Natur. Dann wird sich alles ganz von selbst auf die harmonischste Weise entfalten und arrangieren.

Vergeßt nicht, was wir schon ein paarmal gesagt haben, aber wiederholen, weil es so wichtig ist: Ihr seid zwar nicht nur mit eurem Körper, sondern mit eurer gesamten Persönlichkeit Mann oder Frau; aber im Grunde eures Wesens seid ihr weder Mann noch Frau. Ihr spielt die jeweilige Rolle nur. Ihr habt sie mit gutem Grund gewählt. Seht zu, daß sie euch Spaß macht; daß ihr alles an ihr entdeckt und erlebt, was sie euch zu bieten hat; und daß ihr in dieser Rolle der Welt euer Bestes gebt. Aber ihr solltet euch nicht allzusehr damit identifizieren.

Tanzt miteinander. Spielt miteinander. Der Kampf der Geschlechter ist in Wahrheit ein Tanz – und eure Welt ein riesengroßer Tanzsaal.

ANTJE: *Ja, ich habe diesen Kampf nie verstanden und eigentlich auch nie nachvollziehen können.*

SAFI: Er hat sehr wichtige Funktionen, aber ihr alle könnt ihn umwandeln in einen Tanz. Ihr könnt kämpfen, aber tanzend. Dann macht es euch mehr Spaß, und ihr seid nicht derart verwickelt und verstrickt in das Geschehen, daß ihr euch dauernd selbst verliert und vergeßt, wer ihr seid. Wenn ihr euch mit eurer Rolle als Mann oder Frau in eurem heutigen Umfeld vollständig identifiziert und eure wahre Identität aus den Augen verliert, dann findet ihr euch plötzlich reduziert auf so etwas wie eine Hälfte; obwohl ihr die Ganzheit eures Wesens aus den Augen verloren habt, werdet ihr aber dennoch spüren, daß euch etwas fehlt; denn dunkel erinnert ihr euch, mehr zu sein. Ihr werdet eure Hälfte zu vergrößern trachten, damit ihr euch wohler fühlt, auf Kosten des anderen Geschlechts. Dieser Kampf ist nicht notwendig. Aber beide Seiten lernen viel aus ihm, indem sie dabei mit ihren Kräften und Fähigkeiten spielen. Der Kampf der Geschlechter ist ein Betätigungsfeld wie viele andere, wie der Beruf oder was auch immer – ein Betätigungsfeld, das ihr nutzt, um zu wachsen und um zu erkunden, welche Möglichkeiten sich innerhalb dieser reduzierten und kompakten Existenz und innerhalb dieser Rolle bieten. Insofern gleicht ihr einem Kind, das ein neues Gelände erforscht. Wechselt die Perspektive und betrachtet den Kampf als Tanz! Dadurch wird es euch leichter fallen, eure Fähigkeiten bewußt einzusetzen, Distanz zu gewinnen, Freude am Spiel zu haben.

Allerdings hat nicht jeder Mensch die Paarbeziehung als Spielfeld gewählt, auf dem er im sportlichen Kampf oder Tanz seine Fähigkeiten entdeckt, entwickelt und ausprobiert. Einige Menschen bevorzugen andere Spielfelder. Dein Spielfeld, Antje, ist dir bekannt. Es liegt mehr im Beruf. So hast du die Liebe, die Paarbeziehung, davon freigehalten.

In einem Kampf geht es den meisten Menschen ums Siegen, um die Bestätigung, daß sie stärker sind als andere. In einem Tanz geht es dagegen darum, optimal zusammenzuwirken. Genau wie in einem Kampf kannst du all deine Fähigkeiten, all deine Kraft, all deine Kreativität ins Feld führen – aber nicht, um den anderen zu besiegen, sondern um dieser Fähigkeiten und deiner selbst willen.

Damit können wir für heute abschließen.

RALF: *Ich habe eine abschließende Frage: Bevor du ausgesprochen hast, was du über dieses Thema denkst, ist es schon in mir geistig vorhanden gewesen. Ist der Kontakt mit der geistigen Welt durch dich auch für mich da? Ich verstehe das nicht ganz.*

SAFI: Wer hier spricht, seid ihr selbst, aber von einer tieferen Schicht eures Bewußtseins, eurer Wesenheit aus. Wortführer ist diese tiefere Schicht von Safis Wesen. Auf dieser Ebene besteht keine scharfe Trennung, sondern die Grenzen von Wesen zu Wesen sind fließend. In noch tieferen Schichten gibt es auch diese fließenden Grenzen nicht mehr. Indem ihr hier zusammensitzt und gemeinsam durch diesen Prozeß geht, seid ihr verbunden – miteinander und mit uns. Du bist ganz und gar einbezogen in das, was hier gesagt wird. Vieles kommt aus dir.

RALF: *Ja, so kommt es mir vor.*

SAFI: Um Wissen von unserer Ebene hinunterzutransportieren, zu übersetzen auf die Ebene des Wortverstandes, benötigen wir ein Instrumentarium. Als solches benutzen wir das Medium. Aber anders als bei spiritistischen Tieftrance-Medien ist die gesamte Persönlichkeits-, Wissens- und Erfahrungsstruktur des Mediums an der Übersetzung dieses Wissens aktiv mitbeteiligt. Und einiges wird aus eurer Erfahrungs- und Wissensstruktur übernommen. Um Beispiele zu liefern, um in eurem Sinne konkret zu werden, brauchen wir dieses Instrumentarium. Ein anderes Medium würde das gleiche oder ähnliches Wissen auf vollkommen andere Weise übersetzen. Dadurch kommen in der Literatur oft scheinbare, große Diskrepanzen zustande: durch die persönliche Färbung, durch das Ausmaß des Wissens und Erfahrungsschatzes, durch die Art des Vokabulars und durch die Enge oder Weite der Denkstrukturen. In Safi finden wir beispielsweise sehr weite, fließende Denkstrukturen vor, die ihrer Persönlichkeitsstruktur entsprechen, und sehr viel Farbe. Deshalb können wir sehr viele lebendige Beispiele geben. Wir greifen diese Beispiele auf; präsentiert werden sie uns, sozusagen zur Auswahl, vom Medium – und manchmal, über das Medium, von euch. So ungefähr können wir diesen Prozeß beschreiben.

Fühlt, was ihr fühlt · Stimmung und Übereinstimmung · Wünscht euch die optimale Beziehung · Wie gehe ich mit meinen Gefühlen um?

SAFI: Das Autorenkomitee ist zusammengetreten. Läuft das Tonband?

HEINZ: Ja.

SAFI: Sprechen wir ein bißchen über Gefühle.

Wir befinden uns sozusagen immer noch auf dem Weg zur Liebe. Eine wichtige Etappe auf diesem Weg ist, daß ihr *lernt, zu fühlen, was ihr fühlt.* So einfach und elementar dies klingt, so schwer scheint es vielen Menschen zu fallen. Sie fühlen nämlich nicht, was sie fühlen. Das bedeutet: Sie haben zwar Gefühle, ziehen es aber vor, diese nicht wahrzunehmen, ihnen keine Aufmerksamkeit zu schenken oder sie sogar ganz und gar aus ihrem Gesichtskreis zu verbannen.

Indem ihr unliebsame Gefühle aus eurem Gesichtsfeld verbannt, seid ihr sie aber nicht los, wie ihr sicher alle wißt; sie suchen sich einen Zufluchtsort in eurem Energiefeld, in eurem Körpergefüge – einen Ort, an dem sie einerseits existieren, andererseits sich Ausdruck verschaffen können. So entstehen Gesundheitsstörungen, Krankheiten, Verspannungen, Knoten, Blockaden, Körperpanzerungen und so weiter.

Aber darum geht es uns im Moment nicht. Unser Thema lautet: *Lernt zu fühlen, was ihr fühlt*. Dazu müßt ihr wiederum die Brille der Wertung ablegen und davon ausgehen, daß ein jedes Gefühl seine Existenzberechtigung und seinen Platz hat – und daß ihr es nicht loswerdet, indem ihr ihm dies absprecht. Loswerden könnt ihr es nur, indem ihr es empfindet und ihm irgendwie Ausdruck verleiht, und sei es ganz allein für euch.

Fühlen, was ihr fühlt, ist die wichtigste Voraussetzung dafür, daß ihr fühlen könnt, was andere fühlen – beispielsweise, was euer Partner fühlt. Dadurch entwickelt ihr ein sehr viel direkteres und tieferes Verständnis für ihn, als wenn ihr nur verstehen könnt, was seine Worte sagen.

Denn Worte sprecht ihr bewußt oder unbewußt oft dazu aus, eure Gefühle zu verbergen oder gar den Zuhörer auf eine falsche Fährte zu führen.

Dahinter muß keinesweg irgendeine böse Absicht stecken. Es bedeutet aber: Da ihr eure eigenen Gefühle wertet und einige von ihnen für schlecht, unmoralisch oder euer unwürdig haltet, vermutet ihr, daß euer Partner sie ebenfalls wertet, und zwar genauso wir ihr. Deshalb versucht ihr sie zu verbergen und die Aufmerksamkeit des Partners auf etwas anderes umzuleiten. Ein Großteil der Worte, die ihr zueinander sprecht, dient der Tarnung oder Ablenkung. Deshalb könnt ihr einander viel besser verstehen, wenn ihr lernt, zu fühlen, was ihr fühlt. Dabei müßt ihr bei euch selbst anfangen. Es gibt keinen anderen Weg.

Wer sich über seine eigenen Gefühle täuscht, kann sich auch leicht darüber täuschen, was ein anderer fühlt. Er wird beispielsweise dazu neigen, Gefühle, die er in sich selbst nicht anerkennt und wahrnimmt, auf den anderen zu projizieren. Deshalb lautet unsere allerwichtigste Empfehlung: Fühlt, was ihr fühlt. Und *erlaubt* euch zu fühlen, was ihr fühlt. Gefühle entziehen sich jeglicher Wertung, ähnlich wie Farben. Ihr könnt allenfalls sagen: »Diese oder jene Farbe gefällt mir nicht«;

aber ihr könnt nicht sagen: »Diese oder jene Farbe ist gut oder schlecht.« Jede hat ihre eigenen Qualitäten, ihr eigenes Wesen. Jede drückt etwas ganz Bestimmtes aus, und keine darf im Gesamtbild fehlen. So ist es auch mit euren Gefühlen.

Wenn ihr euch selbst besser fühlt und versteht, werden auch eure Worte direkter, transparenter und ehrlicher sein, wird auch eure Kommunikation über das Medium Sprache sich sehr viel unkomplizierter, offener, freundschaftlicher und einfacher gestalten.

Was wir über Gefühle sagten, gilt ebenfalls für Stimmungen. Auch sie sind so etwas wie Farben, Seinsnuancen, und eine jede hat ihren Platz – allerdings nur dort, wo sie von Natur aus auftaucht, und nicht dort, wo sie künstlich wiederbelebt, festgehalten und verlängert wird. Sie hat ihren Platz im Augenblick, in dem Augenblick, in dem sie ganz natürlich entsteht. Kann sein, daß sie nur einen Augenblick dauert. Kann sein, daß sie länger dauert. Jede Stimmung hat ihre eigene Qualität – auch solche, die ihr als negativ betrachtet; sie wollen ganz einfach wahrgenommen, erlebt werden und ausgedrückt werden, auf welche Weise auch immer, je nach eurer Ausrichtung und Veranlagung, je nachdem, ob ihr diese Stimmung nur mit euch selbst teilen möchtet oder mit anderen. Und ebenso wie Gefühle, wie eure ganze Persönlichkeit und euer ganzes Wesen, so sind auch Stimmungen darauf angelegt, sich immer weiter zu entfalten. Sie tun dies von allein, sofern ihr sie nur ihrem natürlichen Lauf überlaßt und keine Blockaden, Umleitungen und Hindernisse einbaut; sofern ihr euch eurer eigenen Stimmungen sehr viel deutlicher und wertfrei bewußt werdet, sie nach Möglichkeit nutzt, ausdrückt, kreativ umsetzt, wie auch immer, und sie im übrigen gehen laßt, wenn sie gehen wollen. Seid nicht geizig mit schönen Stimmungen, laßt sie gehen; neue, schönere werden kommen.

Wenn ihr auf diese Weise mit euch selbst in Harmonie seid, werdet ihr auch mit eurem Partner harmonischer kommunizieren können. Eure Verständigung wird feiner, unmittelbarer und tiefer sein als die Verständigung über Worte und Gedanken. Eines der tiefsten und angenehmsten Glücksgefühle, die ihr im Rahmen einer Paarbeziehung erleben könnt, resultiert aus einer Übereinstimmung auf der Ebene der Stimmung. Ihr *stimmt* dabei überein, wie es in eurer Sprache so schön heißt.

Um diese Übereinstimmung herzustellen, braucht ihr euch nicht anzustrengen. Das wäre ein ungeeigneter Weg. Besser, ihr fangt bei euch selbst an und bringt euch selbst in Übereinstimmung; dann werdet ihr automatisch in der Lage sein, mit eurem Partner auf der Stimmungsebene zu korrespondieren. Das bedeutet nicht unbedingt, daß beide im selben Moment dieselbe Stimmung haben. Aber es bedeutet, daß die beiden sich auf der Stimmungsebene miteinander in Harmonie befinden – ähnlich wie zwei Töne miteinander in einem harmonischen oder disharmonischen Verhältnis stehen können –, je nachdem, wie groß das Intervall zwischen ihnen ist –, so gibt es auch Stimmungen, die miteinander harmonieren, und solche, die es nicht tun.

Stimmungen bilden sozusagen die musikalische Grundlage einer Beziehung. Es ist sogar möglich, daß sich viele oder fast alle Schwierigkeiten auf anderen Ebenen erübrigen, wenn ihr Übereinstimmung auf dieser Ebene erreicht habt.

Die Ebene der Stimmung ist die tiefste Ebene, die euch mit eurem normalen Wachbewußtsein zugänglich ist. Alles, was noch tiefer geht, noch dichter zu eurem Wesenskern, ist im normalen Wachzustand für euch nicht erreichbar, sondern nur in der Meditation, in der religiösen oder sexuellen Ekstase, in der Trance und im Tiefschlaf.

Wenn ihr mit euch selbst in Übereinstimmung, in Harmonie seid, werdet ihr automatisch und ohne jeden

Zweifel von Personen angezogen werden und selbst Personen anziehen, die ebenfalls in Übereinstimmung mit sich selbst sind. Auch wenn ihr dies nicht seid, funktionieren eure Partnerfindungsmechanismen ganz unbewußt nach vollkommenen Harmoniegesetzen, *denn ihr findet immer genau das, was ihr gerade braucht.* Wenn ihr aber danach trachtet, eine ganz und gar glückliche und harmonische Beziehung mit einem Menschen zu haben, dann fangt bei euch selbst an.

Bringt euch in Übereinstimmung mit euch selbst, mit euren Gefühlen, mit euren Stimmungen, mit dem jeweiligen Augenblick und mit eurer unmittelbaren Umgebung.

Und verschwendet nicht eure Energie darauf, nach einem geeigneten Partner Ausschau zu halten. Überlaßt die Suche der Weisheit eures inneren Selbst. Ihr könnt selbstverständlich dazu beisteuern, indem ihr euch nicht vollkommen von Menschen isoliert. Vertraut im übrigen darauf, daß der Richtige im richtigen Augenblick und am richtigen Ort erscheint. Ihr könnt normalerweise nicht wissen, welches der richtige Mensch, der richtige Ort und der richtige Augenblick ist; ihr könnt es nicht vorprogrammieren. Ihr könnt es nicht voraussehen, es sei denn, ihr habt hellseherische Fähigkeiten. *Sucht nicht, sondern findet.* Vertraut auf die Gesetze der Anziehung. Es sind Naturgesetze. Aber seid wach – wach für die Botschaft des Augenblicks. Jeder Augenblick hat eine Botschaft, jeder Augenblick ist eine Botschaft. Und es ist leicht, sie zu lesen, sie zu verstehen. Eigentlich versteht ihr sie immer – aber ihr wollt sie nicht immer verstehen. Je mehr ihr euch im Augenblick verankert, dem Augenblick vertraut und im Augenblick wach seid, desto leichter wird euch alles zufließen, was ihr braucht. Im jeweiligen Augenblick. Dies bezieht sich auch und ganz besonders auf den Partner, den ihr braucht.

Auch solltet ihr keine Bedingungen stellen, wie etwa: »Ja, ich möchte glücklich werden, aber nur mit diesem einen Menschen« oder: »Ja, ich möchte den idealen Partner finden, aber er muß 1,90 Meter groß sein und breite Schultern haben«! Vertraut dem Augenblick. Wenn ihr Bedingungen stellt, vertraut ihr nicht. Geht davon aus, daß euer inneres Selbst genau weiß, was ihr braucht, und wie es am allerbesten und schnellsten dafür sorgen kann, daß ihr glücklich seid.

RALF: *Wie ist es, wenn man einen Partner hat, sich aber trotzdem allein fühlt? Wenn zum Beispiel eine geistige Beziehung besteht, aber keine körperliche?*

SAFI: Ist es das, was du wünschst?

RALF: *Nein.*

SAFI: Dann wünsche dir etwas Besseres. Wünsche dir etwas, was dich glücklich macht.

RALF: *Ja, das verstehe ich, aber ich bin ja trotzdem auf eine bestimmte Person fixiert ...*

SAFI: Laß es so bestehen. Wünsche dir eine Paarbeziehung, die dich glücklich macht. Versuche gleichzeitig aber nicht, die Fixierung zu zerstören, denn sie hat ihren guten Grund. Vielleicht ist es ja dieser Partner, bei dem du dein Glück findest; vielleicht ist es ein anderer. Wenn es ein anderer ist, können vielleicht beide Beziehungen nebeneinander bestehen; oder die neue löst die bisherige Beziehung ab. Wie auch immer: Laß es so bestehen, wie es ist, und wünsche dir Glück.

RALF: *Im Zusammenhang mit Affirmationen wird gelehrt, man solle sich seinen Wunsch sehr konkret ausmalen, auch wie der Partner aussehen soll und so weiter; dann werde alles genauso eintreffen. Was haltet ihr davon?*

SAFI: Es ist sehr gut möglich, daß es dann genauso eintrifft. Aber es ist nicht gesagt, daß es auch das Schönste und Beste wäre. Überlaß es lieber der Weisheit deines inneren Selbst. Sein Radius ist viel größer als deiner. Es kennt dich besser, als du dich mit deinem Normalbewußtsein kennst, und es sieht unendlich viel weiter. Es kann dir unter Millionen Frauen die richtige heraussuchen und auf geheimnisvollen Wegen zu dir bringen. Du kannst das nicht, kannst es aber verhindern, indem du dir ein Bild malst; wenn du dies sehr konzentriert tust, ziehst du wahrscheinlich einen Menschen zu dir, der diesem Bild entspricht. Auch auf diesem Weg wirst du viel erleben und viel lernen; der andere ist aber leichter, direkter, schöner.

HEINZ: *In einer der letzten Sitzungen habt ihr erklärt: Nur derjenige dürfe sich die vollständige Beziehung wünschen, der gerade keine hat. Wie ist das aber, wenn man eine Beziehung hat und weiß, es ist nicht die vollkommene? Ihr hörtet euch so an, als ob der Wunsch nach der perfekten Beziehung unzulässig sei, wenn man bereits einen Partner hat …*

SAFI: Alles ist zulässig. Wünsche als nichtzulässig zu bezeichnen, ist müßig. Denn Wünsche sind Wünsche – sie fragen nicht danach, ob ihr sie zulaßt oder nicht.

Aus unserer Perspektive war diese Frage nur interessant für Menschen, die keine Beziehung haben. Wir gehen davon aus, daß ihr eure Beziehung wählt und nicht unfreiwillig darin seid. Warum solltet ihr also eine andere wünschen?

HEINZ: *Das ist aber sehr oft so.*

SAFI: Wir wollen versuchen, Ordnung in diese Frage zu bringen. Du befindest dich in einer festen Beziehung mit einem Partner, bist mit ihm unzufrieden und wünschst dir eine bessere. Das ist der Hintergrund deiner Frage. Wir sehen aber die Frage nicht. Denn entweder ist diese Beziehung lebendig und von Liebe getragen; dann wirst du danach trachten, sie zu vertiefen, zu erweitern, zu verbessern. Dafür haben wir viele Empfehlungen gegeben. Oder aber du bist in dieser Beziehung unzufrieden, weil du spürst, daß sie im Grunde nicht mehr lebendig, nicht mehr aktuell, nicht mehr wahr ist. In diesem Fall wünschst du dir tatsächlich eine Beziehung mit einem anderen Partner. Das sind die beiden Möglichkeiten, die wir sehen. Wir haben nicht viel hinzuzufügen. Wünsche dir entweder das eine oder das andere. Wir können nicht empfehlen, Wünsche zu beurteilen. Versucht vielmehr festzustellen, was ihr wirklich wünscht. Versucht festzustellen, was wahr ist. Mit einem Wort: Versucht festzustellen, was *ist*. Alles andere ergibt sich von selbst.

Wenn ihr es nicht feststellen könnt, weil es euch zu wirr, zu unklar erscheint, dann laßt euch Zeit. Vieles wird sich von selbst klären, ohne daß ihr eingreifen müßt.

Wenn wir sagen: »Laßt euch Zeit!«, so meinen wir allerdings nicht, daß ihr in Trägheit verharren sollt. Seid euch vielmehr der Tatsache bewußt, daß es unklare Faktoren in eurem Leben gibt; wünscht euch Klärung oder Verbesserung; und seid darauf eingestellt, daß ihr euch das wünscht. Aus dieser sehr klaren Grundeinstellung heraus laßt ihr euch Zeit und bleibt wach für das, was wir ›die Wahrheit des Augenblicks‹ genannt haben.

Wenige Dinge in eurem Leben werden sich durch Nachdenken lösen. Viele werden sich lösen, wenn ihr euch auf Lösung einstellt und euch dann Zeit laßt. Wir sagen nicht, Nachdenken sei nicht wichtig. Aber in den meisten Fällen ist es nur ein erster Schritt, damit sich etwas lösen und klären oder verbessern kann. Ausreichen wird es im allgemeinen nicht.

Vielleicht erscheint euch dies widersprüchlich: Einerseits raten wir dazu, sehr wach und lebendig im Augenblick zu sein und zu handeln; andererseits sagen wir: Laßt euch Zeit. Tatsächlich könnt ihr sehr wohl geduldig *und* gleichzeitig wach und bereit sein, um zum richtigen Zeitpunkt zu handeln.

Wenn ihr aber entdecken solltet, daß die Beziehung, in der ihr euer Leben eingerichtet habt, nicht mehr lebendig ist, dann raten wir euch, sie entschlossen zu beenden.

In derartigen Situationen gibt es übrigens noch andere Möglichkeiten. Zum Beispiel könntest du dich zwar in einer Paarbeziehung befinden, aber ein dir unbewußter Teil deiner selbst spürt, daß die nächste schon im Anmarsch ist; sie wirft ihre Schatten voraus, und du spürst es. Dies kann sich als Unzufriedenheit mit der gegenwärtigen Beziehung äußern.

ANTJE: *Vielleicht denkt Heinz mit seiner Frage auch an eine Beziehung, die man eingeht, weil man den Partner nett und interessant findet, während man doch weiß, daß es keine Liebe ist.*

SAFI: Hier möchten wir anknüpfen an etwas, was wir vorher schon gesagt haben. Jede Paarbeziehung, die ihr eingeht, trägt dazu bei, die eine, große Beziehung zu vervollständigen, von der ihr mit gutem Grund alle träumt. Gleichzeitig – das ist auch wieder paradox – ist jeder Augenblick ein Universum. Wenn ihr nun eine Beziehung mit einem Menschen eingeht, den ihr ›ganz nett findet‹, den ihr aber (vielleicht auch nur vermeintlich) nicht liebt, und dabei heimlich auf eine bessere Beziehung wartet, dann laßt ihr viele Augenblicke ungenutzt verstreichen. Denn das, was ihr sucht (was auch immer es sein mag): Ihr findet es nicht übermorgen. Ihr findet es nur im Augenblick. Haucht deshalb dieser Beziehung jetzt Leben ein, so als wäre sie die einzige und letzte. Kann sein, daß sie voller Überraschungen steckt, eine wahre Schatztruhe ist. Was auch immer ihr euch wünscht – versucht es im Augenblick schon zu realisieren. Wenn du dir eine vollkommene Beziehung wünschst, solltest du in jedem Augenblick so handeln, als wolltest du das, was gerade da ist, vollkommen ausleben, mit Leben füllen, zu seiner Vollkommenheit entfalten. Das ist es, was du dazu tun kannst, damit dein Wunsch sich erfüllt.

Indem du deine *gegenwärtige* Beziehung derart auslebst, könntest du den Grundstein legen für eine vollkommene Beziehung mit einem *anderen* Menschen. Es ist aber auch möglich, daß du auf diese Weise die vollkommene Beziehung mit *diesem* Menschen entdeckst. Vertraue *und* handle – das eine ist sinnlos ohne das andere.

RALF: *Eine andere Frage: Wie kann man an seinen Emotionen arbeiten?*

SAFI: Fühle sie, koste sie aus, wenn es geht, drücke sie aus – und laß sie los. Sie kommen und gehen. Schwierigkeiten machen sie dir nur, wenn du sie entweder wegdrängst – nicht wahrhaben willst – oder festzuhalten versuchst.

RALF: *Ich will sie immer festhalten.*

SAFI: Nicht nötig, es kommen neue und schönere. Das ist kein leeres Versprechen. Aber dafür mußt du die alten gehenlassen. Sei nicht geizig.

Wenn du Gefühle festhalten willst, gibt es immer auch Gefühle, die du nicht wahrhaben willst. Es hält sich die Balance. Vielleicht kannst du damit arbeiten.

Laß diejenigen aus ihrem Versteck herauskommen, die du nicht wahrhaben willst, und diejenigen abdampfen, die erledigt sind. Es kommt immer Nachschub, du kannst dich drauf verlassen.

Das war's für den Augenblick. Wir danken euch.

Die individuelle Grundstimmung · Streit und Ärger · Eifersucht · Wahrer und falscher Stolz

All eure Stimmungen beruhen auf einer persönlichen Grundstimmung. Vergleicht sie mit der Grundstimmung eines Musikinstruments. Auf der Grundlage und im Rahmen dieser grundsätzlichen Gestimmtheit entfalten sich eure Stimmungen, gleichsam wie Variationen eines musikalischen Themas.

Wie bereits erläutert, dürft ihr Stimmungen nicht mit Gefühlen verwechseln; Stimmungen liegen auf einer tieferen Ebene. Gefühle könnt ihr sprachlich recht zutreffend beschreiben – in Begriffen wie Ärger, Trauer, Freude und so weiter; Stimmungen hingegen lassen sich nur schwer in Worte fassen. Trotzdem kennt ihr sie alle. Und jeder von euch hat seine persönliche Grundstimmung. Versucht, euch über sie klarzuwerden. Diese Übung kann euch helfen, besser und tiefer mit euch selbst in Übereinstimmung zu kommen. Es wird euch dann auch leichter fallen, die grundsätzliche Gestimmtheit anderer Menschen wahrzunehmen.

Eure persönliche Grundstimmung bildet die tiefste Schicht dessen, was eurem gewöhnlichen Wachbewußtsein gerade noch zugänglich ist. In Worten läßt sie sich kaum ausdrücken. Ihr könnt sie empfinden, wenn ihr sehr friedlich, ruhig und zentriert seid. Wie ein roter Faden zieht sie sich durch euer ganzes Leben und verleiht ihm seine individuelle *Färbung.*

Durch diese Färbung unterscheiden sich eure Gefühle von denen anderer Menschen. Eure Freude oder Trauer beispielsweise wird kein anderer Mensch genau gleich empfinden wie ihr. Das liegt daran, daß diesen Gefühlen eine andere Grundstimmung zugrunde liegt.

RALF: *Ist die Stimmung der innere Antrieb für das äußere Leben?*

SAFI: Nicht der Antrieb. Eher eine dominierende Farbe in deinem Leben, die alle anderen Schichten deiner Persönlichkeit beeinflußt. Die Art, wie und was du fühlst; wie du denkst, empfindest, sprichst, handelst – all das wird getragen von einer Grundstimmung. Denke dabei beispielsweise an eine Sinfonie, die eine ganz bestimmte musikalische Grundstimmung aufweist.

Grundstimmungen können sich im Laufe eures Lebens ändern: Ihr könnt Sprünge machen von einer zur anderen. Es ist beispielsweise sehr oft zu beobachten, daß Menschen von einer melancholischen in eine eher heitere Grundstimmung überwechseln, wenn sie ein bestimmtes Alter erreicht haben. Melancholie und Heiterkeit sind zwei Komplementärstimmungen.

Das heißt nicht, daß eine Person immer lacht, wenn ihre Grundstimmung heiter ist. Auch sie erlebt die ganze Palette menschlicher Gefühle – aber immer getragen von ihrer grundsätzlichen Heiterkeit. Sie verleiht diesen Gefühlen eine andere Färbung, als wenn die Grundstimmung beispielsweise Melancholie wäre.

ANTJE: *Und wer hat dem Menschen seine Grundstimmung verpaßt?*

SAFI: Du weißt es nicht?

ANTJE: *Er selbst?*

SAFI: Genau.

ANTJE: *Also kann man sie vom ›Regieraum‹ aus auch absichtlich verändern?*

SAFI: Dann müßtest du in den Regieraum hinter dem Regieraum gehen – auf eine sehr tiefe Ebene, zu der du mit deinem persönlichen Willen nicht hinreichst.

ANTJE: *Auch nicht mit einem tiefen Wunsch?*

SAFI: Die Zusammenhänge, um die es hier geht, sind kompliziert. Wenn aus tiefsten Tiefen der echte Wunsch auftaucht, in eine andere Grundstimmung überzuwechseln, so deshalb, weil sich diese Veränderung ohnehin bereits anbahnt. Insofern können wir dir zustimmen.

ANTJE: *Der Wunsch steht also an zweiter Stelle, ist bereits eine Folge …*

SAFI: An erster Stelle steht immer der Wunsch – allerdings aus einer sehr tiefen, primären Schicht. Irgendwann taucht dieser Wunsch dann in deinem Bewußtsein auf. Dies näher zu erläutern, würde aber den Rahmen dieses Buches sprengen.

Laßt uns nun auf das Streiten zu sprechen kommen. Es wäre gut, wenn wir zu Beginn zwei bis drei Fragen dazu hören könnten.

ANTJE: *Soll man der oft gegebenen Empfehlung folgen, sich – mit oder ohne Streit – immer gründlich zu artikulieren, alles auszusprechen, ohne Rücksicht auf Verluste? Oder soll man lieber warten, bis man sich abgekühlt hat?*

HEINZ: *Ich habe mich sehr oft mit einem Partner gestritten. Bevor der Streit losging, habe ich mir nie träumen lassen, mit dem Betreffenden zu streiten. Und wenn der Streit vorbei war, war es für mich unbegreiflich, warum ich mich gestritten hatte. Die Auseinandersetzungen waren fürchterlich, wie Gewitter. Meine Frage: Gibt es vernünftigere Methoden als das Streiten? Es handelt sich ja meist um Menschen, die man sehr liebt und schätzt.*

ANTJE: *Es gibt Psychologen, die behaupten, eine echte Partnerschaft oder Ehe sei ohne Streit nicht möglich. Daran zweifle ich. Mit meinem Mann beispielsweise kann ich gar nicht streiten. Es geht nicht.*

HEINZ: *Vielleicht ist das eine schlechte Verbindung …*

SAFI: Gut. Viele Menschen, viele Wege, viele Meinungen. Zunächst zu der letzten Bemerkung: Antjes Verbindung ist gut – sehr *stimmig*. Damit können wir anknüpfen an das, was wir vorher über Stimmungen gesagt haben.

Wenn beide Partner überwiegend, weitgehend oder womöglich ganz in Übereinstimmung mit sich selbst sind, werden sie leichter auch in Übereinstimmung miteinander sein. Unter dieser Voraussetzung entfällt Streit. Er fällt überhaupt nicht an. Denn wo Übereinstimmung herrscht, entsteht kein Streit.

Es gibt viele Arten von Streit. Sie können zum Beispiel in einer grundsätzlichen Unstimmigkeit auf der Ebene der Stimmungen wurzeln. Das bedeutet, daß einer von beiden oder beide nicht in Übereinstimmung mit ihrer eigenen Stimmung sind – beispielsweise dann, wenn sie versuchen, ihre Stimmung gewaltsam zu verwandeln, den Umständen anzupassen oder eine vorzutäuschen, die sie gar nicht haben. Dies wird unterschwellig vom anderen als Störung wahrgenommen und kann sehr leicht eine Irritation, eine Reizung verursachen, die dazu führt, daß gereizte Worte fallen und sich ein Streit entzündet. Wer sich selbst unstimmig fühlt, wird die Gelegenheit des Streites gern benutzen, um die Störung, die Unzufriedenheit, die er selbst empfindet, auf diese Weise loszuwerden; womöglich projiziert er sie auf den anderen und macht ihn dafür verantwortlich, daß in ihm selbst etwas nicht stimmig ist. Dies ist ein sehr häufiger Anlaß für Streit.

Der leichteste Weg, Streit überflüssig zu machen, besteht für euch darin, daß ihr euch in Übereinstimmung mit euch selbst bringt. Ihr braucht nicht zu versuchen, euch künstlich in Übereinstimmung mit dem anderen zu bringen – nur mit euch selbst. Dann seid ihr geordnet, in Harmonie, fühlt euch wohl und helft automatisch dem anderen, sich ebenfalls wohl zu fühlen. Auf dieser Ebene gibt es keine Basis für Streit.

Streit kann auch in der Ebene der Gefühle wurzeln. Auch hier gilt: Seid ehrlich mit euch selbst. Fühlt, was ihr fühlt. Ihr braucht es nicht unbedingt auszusprechen, wenn es verletzend sein könnte, aber fühlt es selbst. Wenn es Ärger, Groll oder Zorn ist, erlaubt euch, ihn zu fühlen. Und dann entscheidet, ob und auf welche Weise ihr ihn zum Ausdruck bringen wollt. Ihr werdet dann eventuell eine Konfrontation mit dem anderen haben, aber sie wird anders geartet sein als der übliche Streit, da ihr euch über eure eigenen Gefühle und über eure eigenen Beweggründe im klaren seid.

Sehr häufig entsteht Streit auch auf der intellektuellen Ebene. Er entzündet sich dann an kontroversen Meinungen der Partner. Wenn ihr diese Art von Streit sehr oft habt, aber nicht mögt, solltet ihr euch vor Augen halten, daß Meinung gleich Meinung ist. Es gibt keine ›bessere‹, keine ›schlechtere‹ Meinung. Eine Meinung ist immer *eine* Perspektive, und zwar eine sehr kleine, enge, eingeschränkte, persönliche. Ein und dieselbe Sache läßt sich aus sehr vielen verschiedenen Perspektiven betrachten – rundum, von allen Seiten, von oben, von unten, von innen, von außen. Im Grunde gibt es so viele Meinungen wie Menschen. Darum ist es müßig, über Meinungen zu streiten.

Versuchen könnt ihr allerdings, euch gegenseitig nähere Informationen zu geben und eure Meinung darzustellen, aber auch die Meinung des anderen zu begreifen. Denn sie kann eure Perspektive erweitern. Wenn ihr Meinungen unparteiisch sammelt, werdet ihr einen sehr viel weiteren Blickwinkel bekommen.

Ebenfalls sehr häufig kommt Streit aus ›maskierten‹ Beweggründen vor, wie wir sie nennen könnten. Ihr streitet beispielsweise wegen der Zahnpastatube, die nicht ordentlich verschlossen wurde – dabei geht es euch um etwas ganz anderes. Ihr benutzt die Tube freudig, um euren Unmut zum Ausdruck zu bringen, der eigentlich einer ganz anderen Sache gilt. Vielleicht fühlt ihr euch vernachlässigt. In diesem Fall könnten wir sagen: Es ist gut, daß der Unmut ein Ventil findet; es ist gut, wenn es viele Ventile dieser Art gibt, viele Zahnpastatuben, über die ihr schimpfen könnt. Dann könnt ihr eurer Stimmung wenigstens Luft machen.

Wenn ihr in einer Ehe lebt, in der über Kleinigkeiten sehr häufig gestritten wird, dann solltet ihr allerdings nachdenken, ob es euch dabei nicht um ganz andere Dinge geht. Und wenn es, um bei unserem Beispiel zu bleiben, darum geht, daß ihr euch vernachlässigt fühlt, dann findet einen Weg, um dies zum Ausdruck zu bringen. Ganz gleich, wie schwierig die Ehe, die Partnerschaft oder die Liebesbeziehung auch immer sein mag: Vergeßt niemals, daß ihr *Freunde* seid, und daß ihr da seid, um einander zu helfen. Drückt aus, was euch in eurer Beziehung fehlt. Dabei könnt ihr nicht ehrlich genug sein.

Was euch oft daran hindert, ehrlich zu sein, ist so etwas wie Stolz und Eitelkeit. Das gereicht euch aber nicht zum Vorteil, wie ihr sicher oft festgestellt habt. So fühlt ihr euch beispielsweise vernachlässigt, bringt es aber nicht zum Ausdruck, weil ihr zu stolz dazu seid. Dann beginnt ihr, Unmut zu empfinden, immer unzufriedener zu werden. Diese Unzufriedenheit mitsamt ihrem Beweggrund strahlt ihr aus, und der Partner empfindet sie. Da der Beweggrund aber nicht geäußert und kein Weg zur Verständigung gefunden wird, wird der Unmut auf der einen und, als Reaktion, auch auf der anderen Seite immer schlimmer. Vermutlich werdet ihr so immer mehr Gründe bekommen, euch vernachlässigt zu fühlen, weil der andere sich nämlich mehr und mehr entsprechend eurer Einstellung und eurer Erwartung der Vernachlässigung verhalten wird. In diesem Bereich könnt ihr gar nicht ehrlich genug sein.

Nun kommen wir zu dem Punkt, den Antje angesprochen hat. Wenn es sich nicht um eine sachliche Konfrontation oder Diskussion handelt, sondern um einen wirklichen Streit mit starker Beteiligung der Emotionen: Inwieweit, so war die Frage, sollt ihr euch dann ehrlich äußern, was den anderen betrifft – was eure Sicht des anderen betrifft und eure Meinung über den anderen?

Ihr solltet versuchen, auch in einem solchen Streit nicht ganz eure Bewußtheit zu verlieren und euch in Erinnerung zu rufen, was wir an anderer Stelle gesagt haben: Dies alles ist ein Spiel, ein Tanz. Ihr werdet dann mit Vergnügen streiten und kämpfen, aber es nicht gar so ernst nehmen. Diese Einstellung führt dazu, daß ihr sehr viel eleganter streiten und kämpfen könnt, ohne zu verletzen. Das ist das eine. Das andere: Besser, als den anderen anzugreifen, ist es ganz sicherlich, ihm zu sagen, wie er auf *euch* wirkt, wie *ihr* empfindet, was er tut oder nicht tut. In einem Streit, wenn er notwendig ist, sprecht ihr besser sehr ehrlich von euch selbst, als den anderen mit eurer Meinung über ihn zu überfallen und womöglich zu kränken. Denn ihr wißt: Eure Meinung ist nur *eine* Meinung. Euer Gesichtspunkt ist nur *ein* Gesichtspunkt. Vielleicht braucht der Partner so etwas wie eine Korrektur, einen Spiegel, in dem er sein Verhalten erkennen kann. Vielleicht aber seid *ihr* es, die diesen Spiegel nötig haben. Vielleicht braucht ihr ihn beide. Auf alle Fälle könnt ihr euch gegenseitig euer Verhalten und seine Konsequenzen am besten vor Augen führen, indem ihr ehrlich seid in bezug auf euch selbst. Das ist der beste Spiegel. Das bedeutet: Wenn ihr in einer emotionalen Auseinandersetzung sehr ehrlich eure eigenen Gefühle äußert, haltet ihr dem anderen automatisch den bestmöglichen Spiegel für sein eigenes Verhalten vor, und damit hat er selbst die beste Chance, sein Verhalten zu korrigieren. Überdies schafft ihr so die ideale Voraussetzung dafür, euch über den Streit wieder zu verständigen und durch ihn im gegenseitigen Verständnis einen Schritt weiterzukommen. Denn Streit kann sehr wohl ein Mittel sein, sich besser zu verstehen – allerdings nur dann, wenn er sich nicht darauf beschränkt, daß einer den anderen angreift. Damit werdet ihr nicht viel weiterkommen.

Alle negativen Gefühle, die sich unter Umständen seit langer Zeit angestaut haben, können sich in einem solchen Streit wie in einem Gewitter entladen. Danach kann ein Frieden einkehren, der eine neue und tiefere Übereinstimmung mit sich bringt.

Im übrigen werdet ihr automatisch weniger und anders streiten, wenn ihr euch zu Herzen nehmt, was wir euch bisher in diesem Buch zu vermitteln versuchten.

HEINZ: *Seit einiger Zeit suche ich die Verantwortung für Streit nie mehr außerhalb von mir, sondern bei mir selbst, in meiner eigenen Unstimmigkeit.*

SAFI: Das ist immer der beste Schlüssel. Kümmert euch nicht so sehr um die Frage, wo die Schuld oder die Verantwortung wirklich liegt, sondern kümmert euch lieber um die Frage, wo *eure* Verantwortung liegt. Das ist der Schlüssel. Denn wenn ihr Unstimmigkeiten in euch selbst entdeckt und beseitigt, helft ihr ohnehin und automatisch auch dem anderen, in sich selbst das gleiche zu tun. Ihr könnt ohnehin nur an euch selbst arbeiten.

Wenn ihr in einer Verbindung lebt, in der sich im Laufe der Jahre sehr viel Gift angestaut hat, würden wir euch empfehlen, euch ein paar Stunden Zeit zu nehmen, in denen ihr ganz mit euch allein seid. Laßt dann alles, was an Unmut, Groll, Ärger, Zorn, Schuldgefühlen und dergleichen in euch steckt, sehr gewissenhaft zum Vorschein kommen und schaut es sehr genau an. Im allgemeinen reicht es, wenn ihr all diese Gefühle sehr ehrlich betrachtet und vor allem empfindet. Analysiert sie nicht intellektuell, sondern empfindet sie wirklich – und laßt sie dann gehen. In welcher Form ihr das tut, bleibt eurer Kreativität überlassen. Ihr könnt Gefühle zum Beispiel mit einem tiefen Ausatmen oder mit einem Seufzen gehen lassen.

Nehmt euch anschließend Zeit, um zu sehen, ob es noch irgend etwas gibt, was ihr eurem Partner oder euch selbst beim besten Willen nicht verzeihen könnt. Stellt euch darauf ein, daß euer inneres Selbst euch in den nächsten Tagen helfen wird, auch diesen Teil noch zu erledigen. Und dann laßt es gut sein. Automatisch werdet ihr dann Träume, Eingebungen oder sonstige Hinweise bekommen, die euch helfen, auch diesen letzten unverarbeiteten Rest noch zu verdauen. Erst wenn ihr dies alles hinter euch gebracht habt, ganz für euch allein, dann könnt ihr mit einem Geschenk, einer Einladung oder irgendeiner anderen äußeren Geste mit eurem Partner Frieden schließen; ob eine diesbezügliche Mitteilung notwendig ist, das müßt ihr selbst spüren.

Damit habt ihr einen Schlußstrich gezogen. Wann immer von diesem Tag an irgend etwas auftaucht, was euch ernstlich stört – äußert es! Äußert es sofort, bevor ihr euch wirklich ärgert. Dann könnt ihr es in einer Weise äußern, die nicht verletzend ist und nicht zu Streit führen muß. Das bedeutet: Ihr habt dann das Haus der Partnerschaft einmal von Grund auf gereinigt; und nun haltet ihr es sauber. Laßt nicht zu, daß sich neuer Schmutz ansammelt. Unter ›Schmutz‹ verstehen wir hier unterdrückte Gefühle. Und im allgemeinen sind es eher die von euch als negativ eingestuften Gefühle, die ihr unterdrückt. Wir erinnern daran: All diese ›negativen‹ Gefühle sind nicht ›schlecht‹, sie haben ihre Daseinsberechtigung. Wenn euer Partner etwas tut, was euch Unbehagen oder Ärger verursacht, dann ist dies eine ganz natürliche Reaktion von euch, und ihr habt das Recht, eigentlich sogar die Pflicht, zu äußern, was ihr fühlt. Aber äußert es nach Möglichkeit sogleich – und nicht erst, wenn es sich in mörderische Wut verwandelt hat.

Natürlich gibt es auch Beziehungen, in denen lang angehäufter Groll und Ärger vorhanden ist, der sich aber nicht auf den gegenwärtigen Partner bezieht; oft gilt er vorangegangenen Partnern oder einem Elternteil. Wir gehen aber davon aus, daß unsere Leser in der Lage sind, dies bei sich selbst zu unterscheiden. Sie werden unter Umständen ›unbewußt‹ einen Partner gewählt haben, der aus ihrer Perspektive heraus vorhergehenden Partnern, der Mutter oder dem Vater ähnelt. Sie haben gerade ihn gewählt, um eine Entwicklung fortführen zu können, die sie mit den älteren Beziehungen begonnen haben. Aber auch der Partner eines solchen Menschen ist nicht versehentlich in eine derartige Beziehung geraten. Es gibt Beziehungen, in denen beide Partner dieses Fortsetzungsspiel spielen. In anderen Fällen setzt nur einer der Partner alte Beziehungen fort; der andere tut es zwar nicht, aber sein eigenes Verhaltensmuster paßt hundertprozentig komplementär zu dem seines Partners. Für alle derartigen

Fälle gilt wiederum die eine Empfehlung: Lebt im Augenblick. Das ist besser und leichter, als zu versuchen, Verhaltensmuster aufzulösen, Vergangenes abzuschneiden. Folgt denjenigen Impulsen, Wünschen und Eingebungen, die lebendig und frisch im Augenblick entstehen. Wenn ihr das eine Weile praktiziert, werden eure alten Verhaltensmuster plötzlich leer neben euch stehen.

Ganz allgemein möchten wir noch bemerken: Während ihr sprecht, könnt ihr euch immer wieder zentrieren, das heißt eure Aufmerksamkeit in eure Mitte lenken. Dann werdet ihr wissen, was zu sagen ist und was nicht; und ihr werdet wissen, ob es Zeit ist, zu reden oder zu schweigen. Darüber hinaus könnt ihr immer wieder den Brennpunkt eurer Aufmerksamkeit aus eurem eigenen Inneren in das Innere des anderen verlagern und nicht nur seinen Worten zuhören, sondern dem Wesen, das diese Worte spricht. Diese beiden Tricks bewahren euch davor, zuviel zu reden; sie helfen euch, euer eigenes Wesen ebenso wie dasjenige des anderen wahrzunehmen und zu empfinden. Diese Wahrnehmungen und Empfindungen machen Worte überflüssig.

Worte und Wortgedanken sind in eurer Welt überentwickelt; eine großartige Fähigkeit, die ihr entwickelt habt. Aber ihr wollt wachsen. Ihr wachst nicht nur wie ein Grashalm in die Höhe, sondern ihr wachst rundherum. Das bedeutet: Ihr wollt andere Aspekte eures Seins entwickeln. Alles, was euch hilft, von Worten und Wortgedanken wegzukommen und eure Aufmerksamkeit, eure Konzentration und euer Vergnügen auf andere Bereiche zu verlagern, hilft euch, zu wachsen und euch zu entfalten. Worte habt ihr schon genug.

Kommen wir nun zur Eifersucht.

Gibt es jemanden in dieser Runde, der eifersüchtig ist?

ANTJE: *Ja, mir kann das passieren, wenn es dafür einen Anlaß gibt. Wenn ich einen Partner habe, der dazu neigt, in meiner Gegenwart mit anderen weiblichen Wesen zu flirten, bekomme ich einen regelrechten Eifersuchtsanfall.*

HEINZ: *Ich könnte mir im Moment gar nicht vorstellen, daß ich jemals noch eifersüchtig sein könnte.*

ANTJE: *Manche Menschen sind auch ohne jeden Anlaß eifersüchtig. Das ist besonders furchtbar.*

SAFI: Das ist die chronische Eifersucht. Was du zuerst erwähnt hast, würden wir gar nicht Eifersucht nennen. Wir sehen darin eine natürliche Reaktion, die du ausagierst, und damit ist sie eigentlich erledigt. Oder?

ANTJE: *Dann bin ich beruhigt. Ich dachte immer, das sei Eifersucht, und das dürfte man nicht.*

SAFI: Ihr dürft alles, bitte merkt euch das!

ANTJE: *Ja, aber es ist furchtbar störend für einen selbst.*

SAFI: Gut. Beginnen wir mit dem leichteren Fall von Eifersucht: Euer Partner verhält sich in der von dir geschilderten Weise. Das verursacht Unmut. Ihr fühlt euch gestört und äußert dies in irgendeiner Weise, durch eine Handlung oder durch Worte. Das sieht nicht so sehr nach Eifersucht aus, sondern nach einer natürlichen Reaktion. Gesteht euch selbst und eurem Partner mehr Spielraum zu. Laßt ihm den Spielraum, der es ihm möglich macht, ab und zu vielleicht mit einer anderen Person zu flirten – es ist bloß Spiel. Und laßt euch selbst den Spielraum, darauf in einer Weise zu reagieren, die euren Unmut ausdrückt und euch angemessen erscheint. Und seid nicht so schmerzempfindlich. Das gibt euch und dem anderen ein bißchen mehr Freiheit. Versucht dies zu üben – es kann euch sehr helfen.

ANTJE: *Ja, ich finde auch, daß gegen Flirt nichts einzuwenden ist; aber es muß nicht in Gegenwart des Partners sein!*

SAFI: Ihr könnt euch nicht immer aussuchen, wann ein Flirt über euch hereinbricht. Wenn euer Partner dabei ist, könnt ihr euch ihm zuliebe zusammenreißen. Aber innerlich flirtet ihr dann doch. Es ändert nicht viel. Denn ihr müßt davon ausgehen, daß ihr alle in einer Schicht, die sehr dicht unter dem Wachbewußtsein sitzt, alles mitbekommt.

Allerdings könnt ihr diesen Flirt, wenn er über euch hereinbricht, natürlich in eine Form bringen, die niemanden stört oder verletzt. Das hängt von eurer Geschicklichkeit und Kreativität ab.

Soweit ist Eifersucht ein bloßes Spiel. Wenden wir uns nun ernsteren Erscheinungsformen zu.

Kommen wir zunächst noch einmal zurück auf das, was wir vorher gesagt haben: Jede Beziehung beinhaltet ihre eigene Treue – ganz natürlich, ganz von selbst –, und ihr *empfindet* sie. Wo diese Empfindung fehlt, ein Bedürfnis nach Treue nicht wirklich verspürt wird, dort ist auch keine Treue. Zwar könnt ihr euch dann ein bestimmtes Verhalten aufzwingen; ihr werdet dies aber dann nicht aus Treue und Liebe zum Partner tun, sondern einer moralischen Vorstellung zuliebe. Dagegen ist aus unserer Perspektive nichts einzuwenden – aber es ist nicht der Weg, auf dem ihr eure Beziehungen auf harmonische Weise wachsen und sich entfalten lassen, bereichern und verschönern könnt. Denn die wichtigste Regel laßt ihr dabei außer acht: Sei du selbst. Wenn du Treue empfindest, sei treu. Wenn du sie nicht empfindest, brauchst du sie dir nicht mit Gewalt aufzuzwingen.

Wenn ihr aus dieser Perspektive euren Partner betrachtet, dann werdet ihr wissen: Auch er verspürt die der Beziehung eigene Treue, wie auch immer sie aussehen mag, als ganz natürliches Gefühl und Bedürfnis. Alles, was darüber hinausgeht, zählt nicht, denn es ist künstlich aufgesetzt und wird einer Versuchung nicht standhalten. Vielleicht hält euer Partner euch in einer entsprechenden Situation rein äußerlich die Treue, aber innerlich nicht. Wie auch immer, standhalten kann nur das, was ihr als Treue wirklich empfindet.

Darum können wir euch für den Bereich Treue und Eifersucht zunächst einmal diesen fundamentalen Rat geben: Erkennt das an, was wirklich ist, was tiefe Gefühlswirklichkeit ist, bei euch selbst und bei dem anderen. Dies ist ein heiliger Bereich, der unangetastet bleiben sollte. Alles andere ist ohne Belang, für euch selbst ebenso wie für den anderen.

Hinzu kommt: Jede Beziehung ist einmalig und kann durch keine andere ersetzt oder abgelöst werden – zumindest dann, wenn sie eine wirkliche Beziehung von Wesen zu Wesen ist. Das solltet ihr euch vergegenwärtigen, ganz besonders dann, wenn ihr selbst unter dem Problem Eifersucht zu leiden habt. Jede Beziehung ist ganz und gar einmalig, ebenso wie jeder einzelne Beteiligte.

Daneben gibt es Beziehungen, die nicht einmalig sind, die ihre Einmaligkeit noch nicht erreicht haben, noch nicht bis in diese tiefe Wesensschicht vorgestoßen sind. Solche Beziehungen erschöpfen sich in Funktionen. Das bedeutet: Ihr begegnet jemandem, der bestimmte Qualitäten aufweist, die ihr sucht – seien es Charaktereigenschaften oder äußere Qualitäten –, und eure Beziehung erschöpft sich in diesen Gesichtspunkten. Ihr stoßt niemals zum Wesen vor, das hinter diesen Qualitäten steht. In solchen Fällen kann die Beziehung sehr wohl durch eine andere abgelöst werden. Eifersucht hätte dann insofern ihre Berechtigung, als euch tatsächlich etwas weggenommen werden kann.

Aber wo immer es sich um Wesensbeziehungen handelt (ungeachtet der Frage, ob spezifische Anziehung durch bestimmte Qualitäten mit im Spiel ist oder nicht), entbehrt die Eifersucht jeglicher Basis. Denn in ihrer Einmaligkeit ist eine solche Beziehung ganz und gar abgeschirmt gegen alle anderen Beziehungen, die ihr vielleicht mit anderen Menschen habt. Sie ist intakt und nicht von außen zu stören. Verändern kann sie sich nur von innen heraus; sie kann sich in dem Augenblick erschöpfen, in dem sie abgeschlossen ist und wieder in den latenten Zustand zurückkehrt. Für euch sieht es dann so aus, daß sie stirbt; aus unserer Sicht schläft sie ein.

In diesem Kapitel, wie in allen anderen, versuchen wir nicht so sehr, das anzugreifen und aufzulösen, was ihr als störend und negativ empfindet, sondern euch ein neues Fundament für eine neue, tiefere Sichtweise zu geben. Vieles, was euch stört, wird dadurch mit der Zeit ganz von selbst überflüssig werden – so auch die Eifersucht.

Aus dieser Perspektive lautet das beste Rezept gegen Eifersucht: Versucht in all euren Beziehungen, die ihr haben mögt, zum *Wesen* des anderen vorzudringen. Bleibt nicht stehen bei seiner körperlichen Fassade, seinen Worten, seinen Gedanken, seinen Gefühlen und seinen Stimmungen. Versucht *ihm* zu begegnen: dem Wesen, das er ist und das sich durch all diese Schichten ausdrückt. Dann wird Eifersucht überflüssig werden. Ihr werdet sie nicht mehr brauchen.

Um einen weiteren Gesichtspunkt anzusprechen: Ihr wünscht euch einen Menschen, den ihr ganz und gar für euch habt. Das ist der tiefe Wunsch, der die Basis dafür bildet, daß ein Gefühl wie Eifersucht entstehen kann. Dieser Wunsch entstammt einem Leitbild, das so etwas wie eine Erinnerung ist: eine sehr tiefe Erinnerung an eine vollkommene Intimität, an eine ganz und gar runde, geschlossene, intime Beziehung. Wir sprechen hier nicht von der Beziehung zu Gott; diese liegt selbstverständlich *allem* zugrunde. Wir sprechen von einer Beziehung mit einem anderen Wesen. Diese Intimität kennt ihr alle; ihr alle habt sie in der einen oder anderen Weise schon erlebt, sei es in dieser Existenzsphäre, sei es in einer anderen. Daran erinnert ihr euch. Eine solche Erinnerung kann sich auch auf die Zukunft beziehen. Denn ihr alle habt eine wahrhaft intime Beziehung nicht nur bereits gehabt, sondern ihr werdet alle eine solche Beziehung noch erleben. (Da das Modell einer linearen Zeit nur im Rahmen eurer physischen Wahrnehmung gilt und darüber hinaus keine Bedeutung hat, könnt ihr euch an die Zukunft erinnern. Aber das ist ein anderes Thema.)

Diese ganz und gar intime, in sich geschlossene, runde Beziehung ist ein elementares Leitbild für die meisten Menschen und liegt allen Paarbeziehungen zugrunde. An ihm orientiert ihr euch alle mehr oder weniger bewußt oder unbewußt. Und auf alles, was von diesem Leitbild abweicht, reagiert ihr mit Enttäuschung oder Unmut.

Vielleicht begreift ihr im Licht unserer Erläuterungen, daß derartige Reaktionen, die sich auch als Eifersucht äußern können, ganz und gar menschlich, verständlich und legitim sind. Somit würden wir euch dringend raten: Erlaubt euch selbst diese Gefühle! Auf der Grundlage dessen, was wir eben gesagt haben, müßtet ihr in der Lage sein, diese Gefühle in euch selbst zu verstehen und sie euch zu erlauben, anstatt sie euch übelzunehmen. Gleichzeitig hilft es euch vielleicht, zu erkennen, daß ihr alle auf dem Weg zu dieser wahrhaft intimen Beziehung seid; und daß alle Paarbeziehungen, die ihr im Laufe eures Lebens eingeht, dazu dienen, diese eine

Beziehung zu vervollständigen. Jede liefert ein Stückchen dazu. Und jede ist wichtig.

Ein Gefühl wie Eifersucht oder Enttäuschung, wenn der Partner sich abweichend verhält, ist also durchaus menschlich, verständlich und legitim. So reagiert ihr eben auf sein Verhalten. Daß ihr euch selbst diese Reaktion zugesteht und erlaubt, betrifft euch selbst, genauer gesagt: eure Übereinstimmung mit euch selbst. Es betrifft nicht den anderen. Der andere handelt, wenn er sich vorübergehend einer anderen Person zuwendet, womöglich ebenfalls in Übereinstimmung mit sich selbst; seine Gefühle lassen ihm unter Umständen keine Wahl, und vielleicht muß er so handeln, wie er es tut. Wenn ihr dies alles durchdenkt und durchfühlt, könnt ihr das Kunststück zustande bringen, einerseits Eifersucht, Unmut oder Enttäuschung wahrhaftig zu erleben und zu äußern, andererseits aber den Partner so, wie er ist und handelt, zu verstehen und zu akzeptieren. Diese beiden Reaktionen sind keineswegs unvereinbar.

Den anderen zu verstehen und in seinem Handeln und Sosein zu akzeptieren, bedeutet nicht, daß ihr zu allem, was er tut, ja und amen sagt. Keineswegs. Ihr könnt sehr wohl eure eigenen Empfindungen von Eifersucht, Wut, Enttäuschung fühlen und äußern – und dennoch den anderen respektieren.

Hinzu kommt: Je ehrlicher ihr mit euch selbst seid, je gründlicher, je vollkommener ihr gelernt habt, ihr selbst zu sein, je vollkommener ihr mit euch selbst in Übereinstimmung seid, desto weniger Grund werdet ihr eurem Partner liefern, sich anderen zuzuwenden. Denn es gibt nichts Anziehenderes als einen Menschen, der mit sich selbst in Harmonie ist!

Um es nochmals zu betonen: Liebe ist ein Kind der Freiheit. Sie wächst, wo sie will. Sie kommt, wann sie will. Sie geht, wohin sie will. Daran ist nichts zu ändern, nichts zu manipulieren, nichts zu fälschen. Das gilt nicht nur für euch selbst, es gilt auch für euren Partner. Ihr könnt nichts daran ändern, daß er euch liebt oder nicht liebt. Er liebt euch genauso, wie er euch liebt, und das ist alles.

Das bedeutet: Ihr könnt seine Liebe nicht erzwingen. Ihr könnt nur eines tun: dieser Liebe keine Hindernisse in den Weg stellen und ihr Raum lassen, damit sie sich entfalten kann. Je mehr ihr versucht, sie einzuengen, in bestimmte Formen zu pressen und in bestimmte Bahnen zu lenken – indem ihr beispielsweise vorschreibt, auf welche Weise der Partner seine Liebe auszudrücken hat –, desto größer ist die Gefahr, daß sich der andere ein Terrain sucht, wo er seine Liebe freier ausdrücken kann, also eine andere Person.

Wenn ihr dem vorbeugen wollt, dann fangt damit an, daß ihr euch selbst soviel Spielraum laßt, wie ihr wirklich braucht. Verkleinert nicht künstlich den eigenen Spielraum, um den anderen dazu zu bewegen, selbst auch nur einen sehr kleinen Spielraum in Anspruch zu nehmen. Solche Berechnungen kehren sich im allgemeinen gegen euch selbst. Laßt euch selbst frei, und dann laßt euren Partner frei. Je größer die Freiheit, desto weiter kann sich die Liebe entfalten, desto breiter, schöner, größer und tiefer. Ihr könnt allerdings unmöglich versuchen, dem anderen Freiheit einzuräumen, wenn ihr euch nicht selbst Freiheit nehmt.

Freiheit bedeutet hier nicht sexuelle Freiheit in dem Sinne, daß ihr es euch zum Programm macht, kleine Nebenbeziehungen anzuknüpfen. Davon sprechen wir nicht. Freiheit bedeutet, daß ihr euch erlaubt, immer und unter allen Umständen und ohne Berechnung und Rücksicht auf Verluste ihr selbst zu sein; das zu tun, was ihr wirklich wünscht; gut zu euch selbst zu sein; und euren persönlichen Spielraum innerhalb der Beziehung so groß sein zu lassen wie nur irgend möglich. Dann könnt ihr all diese Wohltaten, die ihr euch selbst gegeben habt, mit Leichtigkeit auch eurem Partner geben.

Zur Veranschaulichung könnt ihr euch vorstellen, eure Beziehung sei ein Raum. Viele Menschen wählen einen sehr kleinen Raum für ihre Paarbeziehung, ziehen sehr enge Grenzen um sie, damit die Distanz nicht zu groß wird, der andere immer in Reichweite ist und nicht weglaufen kann. In kleinen Räumen aber bekommt ihr leicht Platzangst und fühlt euch eingesperrt; dann werdet ihr Fluchtwege suchen. Der leichteste Weg für viele Menschen, um einer Beziehung zu entkommen, in der sie sich eingesperrt fühlen, ist der Weg zu einem anderen Partner.

Deshalb noch mal: Wenn ihr Eifersuchtsproblemen vorbeugen wollt, so laßt eurer Beziehung so viel Raum, daß innerhalb dieses Rahmens auch eine große Distanz zwischen euch möglich ist. Um so lieber werdet ihr euch freiwillig in der selbstgewählten und unaufgezwungenen Intimität wiederfinden.

Kommen wir nun zur chronischen Eifersucht, unter der viele Menschen leiden. Um ihnen zu helfen, müssen wir bei ihrem Selbstbild ansetzen. Ein chronisch Eifersüchtiger hat in den allermeisten Fällen ein sehr negatives oder sehr lückenhaftes Selbstbild. Weil er eine sehr schlechte Meinung von sich selbst hat, hat er allen Grund anzunehmen, daß er als Persönlichkeit, als Mann oder als Frau, einem Partner nicht genügen kann, schon gar nicht einem attraktiven; dafür fühlt er sich zu minderwertig.

Wie hilft man einem solchen Menschen, sein Selbstbild zu verbessern? Es ist schwierig, hier allgemeine Empfehlungen zu geben. Denn jeder Mensch ist ganz und gar einmalig, und jedes Selbstbild ist ein Fall für sich. Wir können nur soviel sagen: Wenn ihr entdeckt, daß ihr ein schlechtes Bild von euch selbst habt, das an eurer Unsicherheit und damit an eurer Eifersucht schuld sein könnte, dann versucht, es zu verbessern, zu verschönern. Dazu könntet ihr euch selbst mit den Augen einer Person betrachten, die euch liebt: sei es mit den Augen einer Mutter, eines Vaters oder eines Freundes. Versetzt euch in sie hinein und betrachtet euch selbst sehr liebevoll, wohlwollend und aufmerksam. Viele weitere Möglichkeiten gibt es, euer Selbstbild zu verbessern. Es bleibt eurer Kreativität, eurem Einfallsreichtum überlassen, wie ihr das machen wollt. Ihr könnt es euch bildlich vorstellen, ihr könnt es vor dem Spiegel tun: wie auch immer, tut es sehr liebevoll und sehr wohlwollend. Nutzt dabei Informationen, positives Feedback, das ihr von der Außenwelt, von euren Mitmenschen bekommt.

Indem ihr euer Selbstbild aufpoliert, um eine bessere, gerechtere Meinung von euch selbst zu bekommen, entzieht ihr der chronischen Eifersucht den Boden. Übrigens sind auch alle sonstigen Empfehlungen, die wir bisher gegeben haben, dazu angetan, dieses Problem zu lösen. Ihr werdet nämlich, wenn ihr Schritt für Schritt den Empfehlungen dieses Buches folgt, mehr und mehr in Harmonie mit euch selbst kommen. Das wird euch mehr und mehr Kraft verleihen. Und in dem Maße, wie eure persönliche Kraft wächst, wird Eifersucht von euch abfallen. Ihr werdet es dann nicht nötig haben, persönliche Kraft aus der Tatsache zu beziehen, daß ein Mensch, für alle sichtbar, zu euch gehört. Ihr werdet selbst genügend Kraft haben. Ihr werdet niemand anderen brauchen, um euch mächtig und wohl zu fühlen, da ihr eure Kraft, eure Macht und euer Wohlbefinden in euch selbst spürt. Das wiederum hat ganz automatisch zur Folge, daß ihr für andere Menschen attraktiver werdet und immer weniger Grund zur Eifersucht habt.

K. [ein Gast bei dieser Sitzung]: *Gibt es auch einen Mangel an Eifersucht, der darauf hinweist, daß man den anderen nicht liebt, daß er einem gleichgültig ist?*

SAFI: Das kann miteinander zu tun haben, muß aber nicht. Es kann auch eine sehr große Liebe sein: eine Liebe, die so weit und so vollständig ist, daß Eifersucht und andere kleinliche und einengende Anwandlungen darin keinen Platz finden und überflüssig sind. Eine solche Liebe umfängt den anderen ganz und gar, mitsamt allem, was er empfindet und tut. Ein Mangel an Eifersucht kann allerdings auch auf einen Mangel an Liebe hindeuten. Wir würden jedoch nicht empfehlen, den Grad der Zuneigung am Grad der Eifersucht zu messen. Stellt eure Zuneigung vielmehr fest, indem ihr sie als solche in euch auffindet und spürt. Ihr wißt schon sehr genau, ob ihr jemanden liebt oder ob ihr ihn nicht liebt.

K.: *Kann ein Mangel an Eifersucht auch auf Stolz beruhen – darauf nämlich, daß man nicht wahrhaben will, daß der Partner überhaupt Interesse für jemand anderen zeigen könnte?*

SAFI: Das kann durchaus der Fall sein. Es gibt zwei Möglichkeiten. Entweder ist dieser Stolz eine starke Barriere zwischen der Person, die du sein möchtest und vorgibst zu sein, und der Person, die du wirklich bist. In diesem Fall wäre Eifersucht zwar vorhanden, würde aber vergraben in der Hoffnung, daß sie erstickt. Die andere Möglichkeit könnte darin bestehen, daß der Stolz und der Mangel an Eifersucht (sofern man ihn überhaupt als Mangel bezeichnen kann) friedlich nebeneinander existieren und nichts miteinander zu tun haben.

Wir empfehlen den konstruktiven Weg. Das bedeutet: Wenn ihr an einem solchen verzerrten Stolz leidet, wäre es hilfreich und nützlich, euch das in jedem Menschen existierende Grundgefühl von Würde und Unantastbarkeit zu vergegenwärtigen, dieses Gefühl in euch zu finden, wachzurufen und im Bewußtsein zu behalten. Das wird euch aufrichten. Und es wird einen Schutzmantel um euch legen. Es gibt einen heiligen Bereich in jedem Menschen, den niemand antasten kann. Wenn ihr euch diesen heiligen Bereich in euch selbst bewußt macht, werdet ihr wahren Stolz entwickeln. Wahrer Stolz ist über Kränkungen und Verletzungen erhaben. Er hilft anderen Menschen sogar, auch ihren Stolz und ihre Würde zu entdecken und sich aufzurichten.

Wenn ihr euch in dieser Weise aufgerichtet habt, könnt ihr euch nur noch selbst beugen, freiwillig; aber nichts und niemand kann euch mehr umwerfen, knicken oder brechen. Und wenn euch jemand Hörner aufsetzt, werdet ihr sie wie eine Krone tragen, sobald ihr diesen Stolz besitzt.

Dies ist ein Gefühl der Würde und des Stolzes in euch selbst und für euch selbst. Es eignet sich nicht dazu, für die Außenwelt demonstrativ zur Schau gestellt zu werden. Denn dann verwandelt es sich in Arroganz – und schon seid ihr wieder aus eurer Mitte heraus, seid ihr wieder ›daneben‹ und verliert dieses Gefühl.

Wir werden das Thema Eifersucht später noch ein paarmal streifen.

Nun wandelt in Würde. Und vergeßt dabei nicht, euch zu amüsieren.

Das Geheimnis der Liebe · Egoismus und Altruismus · Wie finde ich einen Partner? · Die Paarbeziehung als Schlüssel fürs Leben

Sprechen wir vom Unaussprechlichen.

Das Thema dieses Buches ist eigentlich unaussprechlich. Liebe ist ein Geheimnis, und es rührt an das Große Geheimnis.

Jeder Mensch hat ein Geheimnis, so sagen viele von euch; und oft versucht ihr, einander dieses Geheimnis zu entreißen. Wir meinen: Jeder Mensch *ist* ein Geheimnis, ebenso wie jede wirkliche Begegnung – und ebenso wie die Liebe, die daraus entstehen kann.

Über das Geheimnis der Liebe können wir nicht viele Worte machen. Darum müssen wir in diesem Buch immer um den heißen Brei herumreden; wir können versuchen, euch so dicht wie möglich an ihn heranzuführen – essen müßt ihr ihn allein. Aber verbrennt euch nicht dabei, wie viele Menschen es tun, die in das Geheimnis einzudringen versuchen. Manche Verliebte trachten mit aller Kraft danach; solche Menschen verbrennen sich leicht und erholen sich nur sehr langsam von ihren Brandwunden.

Neben diesem hitzigen Weg, das Geheimnis der Liebe zu lüften, gibt es behutsamere, die, sagen wir, bekömmlicher sind. Die behutsamere Methode versucht nicht, gleich ins tiefste Innere vorzustoßen, sondern arbeitet sich langsam von außen nach innen durch. Angenommen, ihr lernt einen Menschen kennen, in den ihr euch verliebt, den ihr vielleicht auf Anhieb zu lieben meint oder mit dem ihr eine Beziehung wünscht. Der behutsamere Weg bestünde dann darin, daß ihr euch Zeit laßt und eure Zielvorstellungen zunächst einmal zur Seite stellt. Viel kann verlorengehen, unmöglich gemacht oder sogar zerstört werden, wenn ihr von Anfang an eine bestimmte Zielvorstellung im Auge habt und ihr gemäß handelt. Der organischere, schönere, natürlichere Weg wäre folgender: Wenn ihr jemandem begegnet, versucht, ganz lebendig aus der Wahrheit des Augenblicks heraus zu handeln und den nächsten Augenblick nicht vorwegzunehmen, nicht vorwegzuplanen. Das ist nicht leicht, es erfordert eine gewisse Disziplin. Aber diejenigen unter euch, die es schon ausprobiert haben, wissen, daß es sich lohnt. Ihr seid unendlich viel lebendiger und freier, und eure Beziehungen können sich viel lebendiger und freier entfalten, wenn ihr aus der Wahrheit des Augenblicks heraus handelt und nicht nach vorgefertigten Vorstellungen.

Allerdings müßt ihr bereit sein, ein Risiko einzugehen: das Risiko nämlich, daß sich die Begegnung mit diesem neuen Menschen keineswegs in eurem Sinn entwickelt. Aber dieses Risiko geht ihr in jedem Fall ein; nur wenn ihr von vornherein das Programm ›Beziehung‹ im Kopf habt und danach handelt, fühlt ihr euch ein bißchen sicherer. Diese Sicherheit ist jedoch trügerisch. Eine viel größere Sicherheit könnt ihr gewinnen, wenn ihr dem Augenblick vertraut und euch nicht um den nächsten und übernächsten Augenblick kümmert.

Indem ihr euch Zeit laßt und der Beziehung, wenn es denn eine wird, viel Raum gebt, sich zu entfalten, werdet ihr von ganz allein eurem Partner auf verschiedenen Ebenen begegnen können. Und je wahrhaftiger ihr im Augenblick lebt und seiner Wahrheit innerhalb dieser Begegnungen folgt, desto müheloser werdet ihr euch dem Geheimnis nähern.

Was wir hier ›Geheimnis‹ nennen, könnten wir auch

als *Wesen* bezeichnen. Wie wir schon sagten: Wenn ihr einen Menschen liebt, bleibt nicht stehen bei seiner äußeren Erscheinung, seinen Gefühlen, Worten, Gedanken, Handlungen, Stimmungen. Versucht das Wesen zu erfassen, das sich darin ausdrückt. Auf diesem Weg werdet ihr euch dem Geheimnis behutsam nähern können. Einen Vorgeschmack von diesem Geheimnis habt ihr schon bekommen, als ihr euch zum erstenmal angesehen habt. Das war so etwas wie eine vorweggenommene, sehr tiefe Begegnung, eine Art Wiedererkennen. Dieses läßt sich weder künstlich wiederholen noch festhalten. Aber wenn ihr unseren Empfehlungen folgt, könnt ihr sicher sein, daß ihr eurem Partner mehr und mehr *wirklich* begegnen könnt – von Wesen zu Wesen.

Letztlich ist natürlich jede Beziehung eine von Wesen zu Wesen. Aber ihr dringt nicht immer bis in diese tiefe Schicht vor; könntet ihr es, dann hättet ihr nicht all die Probleme, von denen wir vorher gesprochen haben. Sie würden nicht existieren, weil sie überflüssig wären. Dort, wo zwischen zwei Menschen eine tiefe Beziehung von Wesen zu Wesen herrscht, mag es an der Oberfläche Schwierigkeiten, Differenzen, Probleme geben, aber es wird euch immer bewußt sein, daß dies im Grunde nicht viel Bedeutung hat. Ihr seid dann in die Tiefen eingetaucht und laßt euch nicht mehr vom Oberflächenanblick täuschen und fangen.

Wir möchten nun über den Egoismus sprechen und dabei eine Brücke zu dem vorher Gesagten schlagen. Manche von euch mögen uns entgegenhalten: »Wenn ein jeder genau das tut, was er will, dann führt das zu einem maßlosen Egoismus und womöglich zu Mord und Totschlag.« Aber Mord und Totschlag habt ihr schon, obwohl niemand tut, was er will. Unsere Botschaft lautet: Seid gut zu euch selbst. Liebt euch selbst. Das bedeutet: Gebt euch, was ihr braucht. Eine solche Einstellung ist nicht identisch mit Egoismus. Im Gegenteil, sie wird euch bereichern, und je reicher ihr seid, desto mehr habt ihr zu geben; desto weniger braucht ihr verzweifelt hinter allem herzulaufen. Ihr seid dann im Einklang mit euch selbst, und damit braucht ihr euch nicht mehr ununterbrochen mit euch selbst zu beschäftigen. Es wird sehr viel Energie und Aufmerksamkeit frei, die ihr anderen Menschen oder einer Sache widmen könnt. »Seid gut zu euch selbst« bedeutet auch keineswegs, daß ihr in Trägheit verharrt, wie viele Menschen meinen. Sie stellen sich vor, jeder würde nur noch, ähnlich wie im Schlaraffenland, faul in der Gegend herumliegen und viel essen, rauchen und trinken. Das würde euch bald langweilen. Es ist nämlich keineswegs so, daß ihr alle von Natur aus faul und träge seid. Im Gegenteil, ihr seid alle von Natur höchst aktiv und kreativ, und in Wahrheit brennt ihr alle darauf, etwas in diese Welt einzubringen, euch selbst zu verwirklichen, aktiv und kreativ zu sein und einander zu helfen. Nur habt ihr euch im Laufe der Zeit – und besonders in letzter Zeit – eine Gesellschaftsstruktur und ein Arbeitsleben geschaffen, die es euch sehr schwermachen, eure Natur auszuleben. Das beginnt bereits in eurem Schulsystem.

Viele Menschen haben beispielsweise besonders in ihrer Jugend äußerst heldenhafte Vorstellungen: Sie träumen davon, irgendwo in dieser Welt etwas besonders Nützliches zu tun und sich aufzuopfern. Diesem tiefsten Wunsch folgen sie aber nicht, weil sie sich einfangen lassen von den kollektiven Vorstellungen und Verhaltensmustern, die in ihrer Gesellschaft vorherrschen. Diese Menschen sind aus unserer Perspektive nicht gut zu sich selbst. Vielleicht versteht ihr jetzt besser, was wir meinten, als wir sagten: Liebt euch selbst, seid gut zu euch selbst und gebt euch, was ihr braucht. Was ihr braucht, ist keineswegs nur ein Sofa, ein Fernseher und eine Schachtel Pralinen.

HEINZ: *Eine Freundin bat mich, folgende Frage zu stellen: »Wie ist es möglich, daß ich mich seit vielen Jahren nach einem Partner sehne und keinen finde?«*

SAFI: Es gibt zwei Möglichkeiten, auf diese Frage einzugehen. Die eine ist eine persönliche Antwort, denn im Grunde genommen sieht jeder Fall anders aus. Das andere ist eine Technik, die wir euch geben können und die helfen kann. Aber es wäre vielleicht wichtig, vorher persönlich auf diesen Fall einzugehen, dann hätten wir ein gutes Beispiel. Wir brauchen nur den Namen.

HEINZ: *Es ist J. M., die Frau, der ihr bereits geraten habt, in ihrem Leben ungeklärte Fragen im Zusammenhang mit Weiblichkeit und Geburt zu klären und ihren Unterleibsbereich zu aktivieren.*

SAFI: Dieser Fall liegt sehr einfach. Knüpft an das vorher Gesagte an. Der Bereich Unterbauch/Unterleib/Sexualität ist bei ihr nicht ausgefüllt. Es kommt uns so vor, als wenn da ein Vakuum wäre, umgeben von einer Art Ringblockade, Stacheldraht.

Was sie tun muß, ist sehr einfach: Diesen Bereich muß sie zum Leben erwecken, ihn integrieren in ihre gesamte Vorstellung von sich selbst, in ihre Persönlichkeitsstruktur, so wie sie sie sieht und empfindet, in ihr Selbstbild. Irgend etwas muß vorhanden sein, was sie daran hindert; ob es aus der Erziehung oder aus der Kindheit stammt, sehen wir im Augenblick nicht. Aber dieser Bereich ist nicht ausgefüllt. Sie muß ihn mit Leben erfüllen und den Stacheldraht entfernen. Dies kann sie mit Bauchtanz oder mit Atemtechniken tun; sie kann es auch tun, indem sie diesen Bereich in ihrem Körper mit Energie füllt, indem sie ihn fühlt, empfindet, spürt, befreit, löst, lockert, mit Leben erfüllt, Energie dort einströmen läßt.

In ihrem Kopfbereich sehen wir ein Übermaß an Energie, einen Energiestau; den kann sie ableiten, allein mit Hilfe ihrer Vorstellung und Konzentration. Wenn auf diese Weise das Vakuum mit Energie, mit Leben erfüllt ist, wird sie eine ganz andere Ausstrahlung haben. Und wenn es ihr gelingt, die Gründe für die Blockade zu finden, wird sie damit gleichzeitig das innere Hindernis beseitigt haben, das sie selbst unbewußt zwischen sich und einem möglichen Partner aufgerichtet hat. Solche Fälle gibt es häufig. Der eine oder andere wird sich darin wiedererkennen.

Nun zur Technik der Partnerfindung. Angenommen, ihr habt keinen Partner und sucht einen. Versucht als erstes festzustellen, ob es irgendwo in eurem Innern etwas gibt, das euch daran hindert, euch wirklich einen Partner zu wünschen. Dies können unklare, mehr oder weniger unbewußte Probleme im Bereich Sexualität sein; es können auch Ängste sein, die ihren Ursprung in früheren schlechten Erfahrungen haben; es kann vieles sein.

Wie ihr mit diesem Hindernis umgehen könnt, läßt sich allgemein nur schwer beschreiben. Denn jeder einzelne Mensch ist anders, und jedes einzelne Hindernis ist eine Sache für sich. Aber das wichtigste ist, dieses Hindernis aufzufinden und es anzuschauen, ohne jede Wertung. Daraus ergibt sich im allgemeinen das weitere Auflösungsverfahren ganz von selbst.

Wenn ihr dieses Hindernis, diese Blockade auch nur annähernd in eurem Körper lokalisieren und spüren könnt, dann könnt ihr so verfahren, wie wir es eben empfohlen haben. Füllt diesen Bereich mit Energie, wobei ihr bildliche Vorstellungen zu Hilfe nehmen könnt; fühlt auch, wie er sich mit Energie füllt, leitet den Atem dorthin und überschwemmt die Blockaden mit Energie.

Dann artikuliert sehr klar in Worten, was ihr euch

wünscht. Richtet diesen Wunsch nicht so sehr auf einen bestimmten Partner, sondern auf den *Inhalt* einer Beziehung. Wünscht euch beispielsweise eine harmonische Beziehung, eine fröhliche, leichte, heitere oder eine sehr enge, sehr intime, sehr tiefe, eine sehr nahe, eine sehr zärtliche, eine sehr unschuldige, wie auch immer. Versucht dabei aber, euch nicht auf eine bestimmte Vorstellung von dem möglichen Partner festzulegen.

Wenn ihr dies sehr klar in Worten formuliert habt, versucht euch diese Beziehung sehr lebendig auszumalen – euch bildlich vorzustellen oder zu spüren, wie ihr euch darin fühlen würdet. Welche dieser Techniken ihr wählt, hängt davon ab, welche euch leichter fällt und sympathischer ist.

Bittet oder betet anschließend darum, daß eine solche Beziehung sich in eurem Leben verwirklichen möge. Wenn ihr nicht religiös seid, könnt ihr euch mit der Vorstellung behelfen, daß in diesem Universum alles mit allem verbunden ist, und daß alles aus ein und derselben Ursubstanz besteht, und diese Ursubstanz ist *bewußt*. Ihr könnt in diese Ursubstanz einen Gedanken, einen Wunsch, eine Bitte, eine Vorstellung hineinsetzen, wie ihr eine Anzeige in eine Zeitung setzt. Wenn ihr diese Vorstellung sehr klar imaginiert und formuliert in diese kosmische Zeitung gesetzt habt, dann könnt ihr darauf vertrauen, daß derjenige, den diese Anzeige betrifft, sich bei euch meldet – genauso, wie wenn ihr eine Anzeige in die Zeitung setzt.

Der dritte und wichtigste Schritt besteht darin, euch dies zu vergegenwärtigen und zu *vertrauen*.

Dann verankert die Sache zwar in eurem Bewußtsein, aber kaut in Gedanken nicht immer wieder darauf herum. Lebt euer Leben, tut das, was gerade notwendig ist oder was euch Spaß macht, und versucht nicht allzuviel daran zu denken; vor allem verschwendet eure Energie nicht damit, aktiv Ausschau zu halten nach dieser Person. Sie kommt garantiert nicht aus der Richtung, aus der ihr sie erwartet, sondern aus einer ganz anderen.

Diese Technik könnt ihr selbstverständlich auch auf Wünsche aus anderen Bereichen eures Lebens anwenden.

Ist noch etwas offen?

RALF: *Liegt im Beziehungsproblem eigentlich der Schlüssel für alle anderen Lebensprobleme?*

SAFI: Wir würden es gern anders formulieren: Beziehungen zwischen Menschen sind Schlüssel für alle anderen Lebensbereiche, aber es gibt auch andere Schlüssel.

Die meisten von euch in diesem Kulturkreis und in dieser Zeit haben *diesen* Schlüssel gewählt. Wenn es eine präzisere Frage gibt, die dahintersteht, kommt eine präzisere Antwort.

RALF: I*ch habe das Gefühl, daß davon alles abhängt: Wenn die Sache mit den Beziehungen stimmt, dann stimmt alles, und wenn sie nicht stimmt, dann stimmt gar nichts.*

SAFI: *Jeder* Bereich ist ein Schlüssel. Aber, wie gesagt, die meisten Menschen in dieser Zeit und in eurem Kulturkreis haben die Beziehung, besonders die Paarbeziehung, als Schlüssel gewählt, als Feld also, in dem sie alles lernen, alles entfalten und alles vervollständigen, was sie im Rahmen dieser Persönlichkeit und dieses Lebens anstreben. Deshalb steht der Bereich Paarbeziehung bei so vielen Menschen im Vordergrund, noch vor dem Beruf, der Religion und Philosophie, der Spiritualität, der Politik, vor Geld, Reichtum und Macht. Und tatsächlich ist die Paarbeziehung ein sehr guter Schlüssel. Was auch immer ihr verstehen und realisieren wollt – in diesem Bereich könnt ihr es, sei es im Laufe eines langen Lebens mit vielen Beziehungen, sei es innerhalb einer einzigen Beziehung, die ein ganzes Leben dauert, sei es auch nur in einer einzigen Nacht.

Seid mit euch selbst und eurem Partner ganz und gar in Übereinstimmung; befreit euch ferner von allen Wertungen und Vorstellungen und begegnet einander in der nackten, lebendigen Wirklichkeit des Augenblicks. Dann könnt ihr in *einer* solchen Begegnung das ganze Geheimnis des Lebens erfassen.

Allerdings ist es nichts, was ihr festhalten könnt.

Ist Leidenschaft Liebe? · Liebe als Lebenselixier · Liebe ist kein Gefühl

HEINZ: *Hat Leidenschaft etwas mit Liebe zu tun? Diese Frage beschäftigt mich schon lange.*

SAFI: Bitte definiert, was ihr unter Leidenschaft versteht.

HEINZ: *Ich meine damit die körperliche Sucht nach einem anderen Menschen. Hat diese Sucht etwas mit Liebe zu tun, oder steckt nur Machtspiel, Besitzenwollen dahinter?*

SAFI: Das sind verschiedene Fragen. Um mit der Macht anzufangen: Macht hat immer mit Liebe zu tun. Beide gehören ursprünglich zusammen wie zwei Seiten einer Medaille. Ihr habt es fertiggebracht, sie in eurer Vorstellung auseinanderzureißen, obwohl sie eigentlich nicht voneinander zu trennen sind. Das bedeutet: Wo immer zwei Menschen verwickelt sind in das, was ihr Machtspiele nennt, ist Liebe im Spiel.

HEINZ: *Auch wenn es wie das Gegenteil aussieht?*

SAFI: Es *ist* das Gegenteil. Was sich an der Oberfläche manifestiert, das Machtspiel, ist die eine Seite der Medaille. Und was dabei sozusagen unter den Teppich gekehrt wird, was im Dunkeln, im Schatten bleibt, ist die Liebe. Liebe ist also in einem solchen Fall tatsächlich nicht wahrnehmbar vorhanden. Sie ist abgerutscht in das Dunkel des Unbewußten. Wenn Menschen in Machtspiele verstrickt sind und sich darin nicht wohl fühlen, dann besteht die Aufgabe darin, die Liebe wieder ans Tageslicht zu bringen. Das ist relativ einfach, denn diese Liebe ist spürbar. Ihr fühlt sie in euch.

Leidenschaft ist ein Thema für sich, das diesen Bereich allerdings berührt. Leidenschaftliche Beziehungen können von Machtspielen, von Machtkämpfen getragen sein, sind es auch oft, müssen es aber nicht. Wenn eure ausgesprochenen und unausgesprochenen Definitionen richtig bei uns ankommen, liegt der Anknüpfungspunkt solch leidenschaftlicher Beziehungen im Sexualbereich. Solche Beziehungen sind mit starker magnetischer Anziehungskraft verbunden. Genau wie bei der physischen Magnetkraft ist es schwierig, die beiden Pole voneinander zu trennen. Dazu bedarf es einer gehörigen Anstrengung von außen.

Aus unserer Perspektive ist es keineswegs so, daß Leidenschaft nichts mit Liebe zu tun hätte. Im Gegenteil: Sie ist eine Farbe der Liebe – *eine* Art, in der ihr Liebe erfahren könnt, wenn auch eine sehr enge. Wenn ihr von einer Stufenleiter ausgeht, dann könnt ihr sagen, es ist keine sehr weitentwickelte Art von Liebe. In Wahrheit folgt eure Entwicklung aber keiner Stufenleiter, die schnurgerade von unten nach oben führt; sie ist vielmehr ein überaus komplexer, multidimensionaler Prozeß mit vielen Schleifen.

Leidenschaft ist *eine* Farbe der Liebe. Und zu eurer Reise durch die Welt der Liebe gehört, daß ihr alle Farben erlebt. Ihr müßt das ganze Spektrum erfahren, bevor ihr begreifen könnt, was Liebe ist. Vorher könnt ihr immer nur Teilausschnitte wahrnehmen und erkennen. Insofern hat Leidenschaft genau wie jede andere Farbe der Liebe ihren wichtigen Platz und ist weder geringer noch höher zu bewerten als irgendeine andere, als beispielsweise Zärtlichkeit.

ANTJE: *Leidenschaft kann sich aber sehr unangenehm auswirken, wenn sie einseitig ist. Dann wird der leidenschaftlich Angezogene und Liebende Furchtbares durchzumachen haben.*

SAFI: Er wird Furchtbares und Schönes im gleichen Maße durchzumachen haben. Vielleicht äußert er nur das Furchtbare und behält das Schöne für sich.

Anmerken möchten wir noch folgendes: Ihr erfahrt Liebe in verschiedenen Grundfärbungen. Und jede dieser Nuancen erlebt ihr im allgemeinen in einer Beziehung mit einzelnen Menschen.

Jede dieser Arten, Liebe zu erleben, erstreckt sich aber nicht nur auf Beziehungen mit einzelnen Menschen, sondern ist gleichzeitig eine Art, überhaupt zu lieben. Leidenschaft beispielsweise kann auch euer spezieller Zugang zu den Dingen sein, die euch interessieren, zu eurer Tätigkeit, zur Kunst, auch zu Gott. Das haben wir gemeint, als wir sagten: Ihr braucht das ganze Spektrum. Es bezieht sich keineswegs nur auf Paarbeziehungen. Es bezieht sich auf das gesamte Spektrum der Liebe, das heißt des Lebens überhaupt. Jeder große Mystiker und Heilige hatte seinen ganz besonderen Zugang zum Geheimnis, und jeder erfuhr eine ganz bestimmte Farbe der Liebe.

Nichts anderes macht ihr alle in eurem eigenen Leben durch. Wer verliebt ist, ist verliebt; ob er dabei leidet oder glücklich ist, spielt für ihn keine so große Rolle. Er ist verliebt, das allein zählt. Ebenso ergeht es dem, der in Gott verliebt ist. Diese Liebe verwandelt alles in Süßigkeit; ob es Leid ist oder Freude, es ist ihm alles kostbar, weil er um des Geliebten willen leidet. Lieber leidet er deswegen, als daß er um einer anderen Sache willen glücklich ist. Glücklich sein zu wollen, wird ihm in diesem Stadium wie Kleinlichkeit vorkommen: so, als wollte er etwas zurückhalten, das dem Geliebten gehört.

Heißt alles willkommen, was mit Liebe zu tun hat – ganz gleich, was es mit sich bringt, und ganz gleich, wie ihr es einstuft. Begrüßt es freudig, nicht weil es euch irgendwann einmal einem Ziel näherbringen wird, sondern weil es euch in demselben Augenblick, in dem es euch trifft, bereits ans Ziel bringt.

Liebe ist der allertiefste Urgrund des Seins überhaupt – und eure allergrößte Sehnsucht. Und alles, was in euch irgendeine Art von Liebe weckt, verbindet euch mit diesem Urgrund, ist bereits in sich ein Stück Erfüllung dieser Sehnsucht – ganz gleich, ob es euch zum Lachen oder zum Weinen bringt. Während ihr es erlebt, wißt ihr es.

Die vollkommene Liebe ist aus unserer Sicht ganz anders, als die meisten Menschen sie sich vorstellen. Diese Liebe macht keine Unterschiede. Liebe ist Liebe. Und wenn du deiner Liebe alles opferst, *ist* es die vollkommene Liebe, ganz gleich, wen oder was du liebst. Dann wird sie auch niemals einengen – und eingeengt sein. In deiner Liebe zu einer Sache oder einer Person hast du dann *die* Liebe entdeckt. Du hast den Schlüssel zu jener Liebe gefunden, die allem gilt, was ist.

Es ist gleichgültig, wo und wodurch ihr die Liebe entdeckt, wem oder was ihr sie widmet. Liebt einen Grashalm, einen Menschen oder euren Kater. Denn ihr könnt unmöglich einen Gott lieben, von dem ihr eine vage abstrakte Vorstellung habt.

Liebt Gott so, wie er euch entgegentritt – als Mensch, als Kater, als Grashalm. Und wenn ihr den einen nicht mehr als den anderen liebt, dann ist Gott zufrieden. Die Liebe zu einem einzelnen Wesen kann der Schlüssel zu der Liebe überhaupt sein.

ANTJE: *Aber eine einseitige, rasende Leidenschaft kann denjenigen vernichten, den sie ergreift.*

SAFI: Wenn ihr euch wohl fühlt in dieser rasenden Leidenschaft, die euch vernichtet – und wenn ihr Liebende seid, fühlt ihr euch wohl darin, denn ihr wollt brennen –, dann ist alles gut. Wenn ihr euch nicht wohl fühlt, werdet ihr Wege finden, sie zu beenden.

Ihr haltet euch in einer Farbe des Spektrums so lange auf, wie es euch gefällt. Und es gefällt euch so lange, bis ihr euch dort ausgetobt habt und es nichts mehr zu entdecken gibt.

Dann wendet ihr euch dem nächsten Spielplatz zu, einer neuen Farbe. Wenn ihr euer eigenes Leben mit Abstand betrachtet, werdet ihr erkennen können, daß ihr bestimmte Phasen eures Lebens dieser oder jener Farbe der Liebe gewidmet habt.

Liebe ist der Urgrund allen Seins und somit so etwas wie ein Lebenselixier. Deshalb heißt alles willkommen, was Liebe in euch weckt, welcher Art auch immer. Eine Blume braucht ein bestimmtes Lebenselixier, um wachsen und sich entfalten zu können: Wasser beispielsweise; auch ihr braucht Liebe, um wachsen und euch entfalten zu können. Das ist euer Lebenselixier. Ob ihr diese Liebe groß oder klein nennt, Verliebtheit oder Leidenschaft, Zuneigung oder Freundschaft, spielt keine Rolle.

ANTJE: *Und diese Liebe bezieht auch Tiere, die gesamte Natur, einfach alles mit ein?*

SAFI: Liebe ist Liebe. Dem einen fällt es leichter, einen Hund zu lieben – das ist sein Ansatz. Dem anderen fällt es leichter, einen Mann, eine Frau, ein Kind, die Natur, einen Baum, eine Blume, einen Stern zu lieben. Es macht keinen Unterschied.

ANTJE: *Das Lebenselixier für den Menschen also ist die Liebe – das heißt, daß er* liebt. *Ist es unbedingt notwendig, daß er* geliebt wird?

SAFI: Daß er *liebt.*

ANTJE: *Also er wird nicht verkümmern, wenn er selbst liebt, aber nicht auf Gegenliebe stößt?*

SAFI: Im Gegenteil. Es besteht ein Kreislauf, der schwer zu erklären ist.

Zunächst einmal wird jeder Mensch geliebt – wenn auch nicht unbedingt immer von Zeitgenossen in Fleisch und Blut. Er schwimmt in Liebe. Die Frage ist natürlich, inwieweit er sich dessen bewußt ist. Eigentlich müßten wir richtiger sagen: Nicht Liebe an sich, sondern *Lieben* ist euer Lebenselixier. Lieben ist das, was euch lebendig macht und antreibt, wohin auch immer es euch treibt. Eure Art zu lieben gibt diesem Antrieb Richtung und Gestalt; auf diese Weise strukturiert sie euer Leben, prägt sozusagen euren Stil. Dies beschränken wir selbstverständlich nicht auf die Liebe zwischen Mann und Frau, sondern wir meinen alles, was Liebe ist – ganz gleich, ob es sich um Liebe zu eurer Tätigkeit handelt oder zu eurem Partner oder zu den Menschen überhaupt, die euch begegnen, oder zu Tieren, zur Natur, zu Gott, zu was auch immer.

Lieben und Leben ist eins.

Und es gibt kein Lebewesen, das nicht liebt – auch wenn es manchmal anders aussieht.

Wie ihr merkt, kehren wir eure Perspektive um. Wenn ihr sagt, Liebe sei euer Lebenselixier, so meint ihr damit üblicherweise, daß ihr davon lebt, geliebt zu werden. Das stimmt zwar, aber in einem anderen Sinne als von euch beabsichtigt. Denn tatsächlich ist es Liebe, die euch überhaupt in die Existenz getrieben hat, und es ist Liebe, die euch nährt und trägt. Diese Liebe aber bezieht ihr nicht nur oder nicht unbedingt von anderen Menschen; ihre Quelle fließt in euch selbst. Und ihr seid in dem Maße lebendig, wie ihr diese Quelle durch euch hindurchströmen fühlt.

Das Lieben und das Geliebtwerden, der Liebende und der Geliebte sind letztlich eins. In eurer Welt behandelt ihr sie aber als getrennte Dinge.

ANTJE: *Ja, und genau das ist oft das eigentliche Thema bei einem Paar: der Versuch, eins zu werden. Und da das nicht funktioniert, ist es immer mit Enttäuschung verbunden.*

SAFI: Wenn ihr ein Paar bildet, das weitgehend in Übereinstimmung ist, könnt ihr zwischen einem Zustand der Einheit und der Zweiheit hin- und herpendeln. Vergleicht dies mit dem kontinuierlichen Vorgang des Ein- und Ausatmens.

ANTJE: *Dazu gehört Wissen. Wer sich mit diesen Dingen nie befaßt hat, der denkt, der Zustand der Einheit könne nicht erreicht oder nicht aufrechterhalten werden.*

SAFI: Die Einheit ist in Wahrheit *immer* vorhanden. Es gibt nur sie.

Ihr habt einen Teil eurer Bewußtheit auf die physische Welt der Vielheit konzentriert. Mit diesem Teil eures Bewußtseins pendelt ihr hin und her zwischen Einheit und Vielheit – ganz mühelos, ununterbrochen, kontinuierlich, so wie ihr atmet. Nun stellt ihr euch aber im Rahmen eurer Zeitstruktur vor, daß ihr im Verlauf eures Lebens (oder mehrerer Leben) langsam aus einem Zustand der Vielheit in einen Zustand der Einheit übergeht; in dem endlich erreichten Zustand der Einheit, so meint ihr, könnt ihr dann irgendwann einmal satt und zufrieden verharren. Diese Vorstellung habt ihr auch auf die einzelnen Beziehungen projiziert. Ihr möchtet gern eins mit einem Partner werden, und diese Einheit stellt ihr euch statisch vor.

Tatsächlich ist es aber ein dynamisches Unterfangen, ein ständiges Hin-und-her-Fließen. Auch darin liegt Konstanz, die ihr aber nur wahrnehmen könnt, wenn ihr mitfließt.

›Mitfließen‹ bedeutet im Augenblick leben. Nur dann könnt ihr die Konstanz wahrnehmen, wirklich eins werden und in der Einheit ruhen, wenn ihr mit den Augenblicken fließt. Dieses Einswerden besteht nicht darin, daß ihr euch beide in einen Turm einmauert, sondern daß ihr euch gemeinsam in einem sehr lebendigen und dynamischen, fließenden Zustand bewegt. Eure Bewegungen können parallel verlaufen oder ineinander übergehen; eure beiden Ströme können sich kreuzen, sie können Abstand halten, sie können in Schleifen und Spiralen laufen. Aber stets werden sie aufeinander bezogen sein, und dabei werdet ihr euch mehr und mehr eurer Einheit, eurer Zusammengehörigkeit bewußt werden. Darin besteht die Art von Einheit, die euch als menschliches Wesen in einem menschlichen Körper möglich ist.

ANTJE: *Viele Menschen leiden darunter, daß sie nicht genügend über diese Dinge wissen. Sie glauben, daß Gefühle, die sie einmal füreinander haben, genauso bleiben müßten wie in der ersten schönen Zeit – unwandelbar. Weil sie sich daran festklammern und nicht mitströmen, entsteht ein Gefühl von Verlust.*

SAFI: Hinter deiner Frage steht ein wichtiges Thema.

Liebe wird offensichtlich mit Gefühl verwechselt. *Liebe ist kein Gefühl,* keine Emotion! Sie wird von Emotionen lediglich begleitet. Meist sind diese Emotionen allerdings besonders heftig und besonders deutlich wahrnehmbar. Warum? Weil Liebe euer Lebenselixier ist, und wenn ihr in der Liebe lebt, seid ihr sehr lebendig, und wenn ihr sehr lebendig seid, habt ihr Emotionen. Das ist nur eine Stufe, es gibt noch andere. Wir sprechen aber jetzt von der Stufe der üblichen Paarbeziehung.

Liebe ist keine Emotion. Emotionen kommen und gehen. Ihr könnt sie nicht festhalten, auch wenn ihr dies oft versucht, gerade wenn sie besonders angenehm sind. Im übrigen erliegt ihr oft bloßen Denkgewohnheiten, wenn ihr eure Emotionen nach angenehmen und unangenehmen sortiert. Jede Emotion, von welcher Qualität auch immer, hat ihren Grund, ihre Existenzberechtigung. Wie könnt ihr sagen, daß die einen schlechter und die anderen besser wären?

Was *ist* nun aber Liebe, wenn nicht eine Emotion? Im Versuch, das Undefinierbare zu definieren, können wir euch nur, wie schon einmal gesagt, bis an den Rand des Undefinierbaren heranführen. Alle Worte, die wir jetzt benutzen werden, führen euch nur bis dorthin. In das Undefinierbare eindringen müßt ihr selbst. Wir können nur einen Weg beschreiben.

Beispielsweise können wir sagen: Lieben bedeutet, in dem anderen (wer oder was es auch sein mag) das Ich zu entdecken, das in ihm und durch ihn lebt. Ein Weg dahin ist beispielsweise, sich in den anderen hineinzufühlen oder -zudenken, seine Perspektive einzunehmen. Dies *ist* nicht Liebe, sondern nur ein Weg, das Ich zu entdecken, das, was in und durch diese Person, dieses Tier, diese Pflanze oder diesen Planeten lebt. Von der Begegnung mit diesem Ich könntet ihr erschüttert sein, und die harte Schale eurer Ich-Bezogenheit könnte dadurch aufgebrochen werden. Auf diesem Weg mögt ihr bis zum Rand des Undefinierbaren vorstoßen. Und es gibt viele andere Wege dorthin.

HEINZ: *Eine kurze Zwischenfrage: Wenn ihr vom Ich des anderen sprecht, meint ihr dann sein Ich, oder meint ihr mein Ich im anderen?*

SAFI: Darin liegt das Große Geheimnis. Denn wenn du sehr tief in das Geheimnis eindringst, wirst du sehen: Es gibt nur *ein* Ich. Denn was in deinem Innern und durch dich lebt und sich als Ich empfindet, lebt auch in dem anderen, wie überhaupt in allem, was ist. Du kannst es nicht durch Nachdenken entdecken, sondern durch das, was du eine Begegnung nennst. Wenn du diesem Ich *wirklich* begegnest, wirst du erschüttert sein. Je nachdem, wie stark diese Erschütterung ist, wird sie viele von deinen Krusten aufbrechen und viele von deinen ›Schleiern‹ entfernen. Je stärker sie dich erschüttert, desto besser. Denn die Befreiung, nach der beispielsweise du, Antje, dich sehnst, kann durch eine sehr, sehr starke Erschütterung erreicht werden.

Ihr seid mehr oder weniger in einen Kokon eingesponnen. Dieser Kokon entsteht dadurch, daß die Fäden eures Interesses und eurer Wahrnehmung von euch ausgehen und zu euch zurückkommen, sozusagen eingeklappt sind. Liebe entsteht, wenn dieser Kokon sich öffnet, wenn die Fäden eurer Wahrnehmung und eures Interesses sich auf andere Wesen richten. Das ist wieder nur ein Bild, wie alles, was wir euch zu vermitteln versuchen. In einem unserer Bilder könnt ihr vielleicht etwas wiederentdecken, was euch vertraut ist.

Liebe fließt, wohin sie will · Die Phasen der Liebe · Alles ist Tanz

Ihr alle befindet euch auf einer langen, abenteuerlichen Reise. In ihrem Verlauf begegnet ihr euch selbst immer wieder aufs neue in mannigfacher, überraschender Gestalt. Ihr begegnet euch in euch selbst, aber auch in anderen, überhaupt in allem, was euch umgibt. Die Kraft, die euch auf dieser Reise vorantreibt, hin zur Begegnung, zur Entdeckung und hin zur Wiedervereinigung, ist die Liebe.

Liebe ist der Quell eurer Existenz. Ohne sie könntet ihr keinen einzigen Atemzug tun. Liebe ist es, was euch treibt; zueinander, gegeneinander und auseinander. Diese Kraft könnt ihr in verschiedene Richtungen zu lenken versuchen, und doch ist sie immer wieder ein und dieselbe. Sie treibt euch hierhin und dorthin wie ein unaufhaltsamer, mächtiger Strom, der seine eigene Richtung hat und seinen eigenen Gesetzen folgt. Ihr könnt diese Richtung und diese Gesetze nicht willkürlich beeinflussen. Liebe fließt, wohin sie will. Ihr könnt euch mitreißen lassen oder dagegen anschwimmen – letztlich ändert das nichts. Ihr fließt in diesem Strom und mit ihm. Früher oder später reißt er euch mit.

Wenn ihr euch ganz und gar der natürlichen Eigendynamik eures Wesens überlaßt – und darum ging es im wesentlichen in diesem Buch –, dann werdet ihr eins mit diesem Strom, der immer breiter wird, bis er sich ins Meer ergießt. Ebenso wird eure Liebe breiter, bis sie sich schließlich auf alles erstreckt, was ist.

Eure individuelle Liebe zu einzelnen Menschen erlaubt es euch, *die* Liebe in all ihrem Reichtum, in all ihren Farben, in all ihren Aspekten zu erfahren. Und je reicher, je breiter, je vollständiger diese Erfahrung wird, desto reicher, breiter und vollständiger wird eure Liebe überhaupt. In dem Maße, in dem ihr gelernt habt, euch selbst zu lieben, werdet ihr auch euren Partner lieben können; dann werdet ihr auch wiederum in der Lage sein, andere Menschen und andere Lebewesen zu lieben – überhaupt alles, was ist. Diesen Entwicklungsprozeß steuert allein das euch von Natur aus innewohnende Gesetz der Liebe. Es hat deshalb wenig Sinn, wenn ihr versucht, euch einen Weg zur Liebe zu konstruieren oder einen Menschen zu lieben, den ihr nicht liebt. Besser, ihr vertraut euch dem Strom eurer eigenen Liebe an, wo auch immer er hinfließen, welche Farbe auch immer er gerade annehmen mag.

Liebe ist immer nur diese *eine* Liebe, auch wenn sie in tausend Verkleidungen auftritt. Im Verlauf eurer Beziehungen zu einzelnen Menschen durchlauft ihr viele verschiedene Etappen eines Weges, der keineswegs schnurgerade von einer niederen Form der Liebe zu einer höheren führt. Eure Entwicklung weist vielmehr eine ganz und gar lebendige, vielschichtige und individuelle Struktur auf. Dabei macht ihr allerdings so etwas wie spiralartige Wiederholungen durch, die euch von einer zunächst ich-orientierten Form der Liebe zu einer du-orientierten Form der Liebe und dann zu einer Form der Liebe, die beide vereinigt und transzendiert, führen.

Wenn ihr diesen Weg als ein stufenweises Erwachen in der Liebe bezeichnen wollt, so könnt ihr beispielsweise davon ausgehen, daß ihr zunächst einmal aus eurem Ich-Kokon ein kleines bißchen herausschaut und draußen den anderen entdeckt. Diese Entdeckung erschüttert euch, sie wirft euch um. Dort ist ein anderer! Vielleicht werdet ihr nun zuallererst danach trachten, diesen anderen mit all euren Sinnesorganen wahrzunehmen. Das ist eine ichbezogene, sinnliche Form der Liebe. Danach könntet ihr vielleicht entdecken, daß der andere ein lebendiges Wesen ist, das auf eure Aktionen reagiert. Nun könntet ihr auszuprobieren beginnen, wie er auf welche eurer Aktionen reagiert. Das ist der Augenblick, in dem ihr im Strom der Liebe die Macht entdeckt. Oder ihr könntet danach trachten, euch den anderen einzuverleiben. Dies ist eine Art der Liebe, die wir als Leidenschaft bezeichnen können. Vielleicht entdeckt ihr auf diesem Weg auch, daß der andere ein zerbrechliches, zartes, schutzbedürftiges Wesen ist. Dann werdet ihr die Liebe in ihrer Form der Zärtlichkeit entdecken. Auf diesem Weg der immer noch ich-orientierten Liebe könnt ihr viele, viele Etappen durchlaufen.

Dann mag der Augenblick gekommen sein, wo ihr ein bißchen mehr aus eurem Kokon herausschaut – und den anderen *als Subjekt* entdeckt. Ihr werdet dann wiederum durch ähnliche Etappen gehen, aber nun seid ihr du-orientiert. Das bedeutet: Ihr werdet plötzlich wahrnehmen, daß der andere ein lebendiges Wesen ist, genau wie ihr selbst; und ihr werdet danach trachten, ihm Freude und Genuß zu verschaffen, euch ihm zu schenken, zu offenbaren, hinzugeben. Damit eröffnet sich euch eine neue Perspektive, die ihr sehr gründlich erforschen werdet.

Dann mag in eurem Leben eine Zeit kommen, wo ihr in einem dynamischen und harmonischen Wechsel von Geben und Nehmen lebt; wo ihr danach trachtet, euch selbst und den anderen aus beiden Perspektiven zu erleben. Davon haben wir im Kapitel über die Sexualität ausführlich gesprochen.

Dann mag eine Zeit kommen, wo ihr zu ahnen beginnt, daß Geben und Nehmen, Ich und Du eins sind. Jeder einzelne wird dies auf seine eigene Weise erfahren. Und hier kommen wir wieder an den Rand des Geheimnisses, an dem wir euch alleinlassen müssen.

Diese Schilderung sollte euch allerdings nicht zu der Annahme verleiten, daß ihr eine Stufenleiter emporsteigt und daß die eine Form der Liebe höherentwickelt sei als die andere. Wie gesagt, niemand macht eine lineare Entwicklung durch; in einer Art Spiralentwicklung geht ihr wieder und wieder durch die beschriebenen Etappen. Ist das verständlich?

ANTJE: *Geht man innerhalb* eines *Erdenlebens wieder und wieder durch die Etappen?*

SAFI: Das ist ganz und gar verschieden. Es ist möglich, daß eine Person sich ein Leben lang in einer einzigen Etappe aufhält; ebenso möglich ist, daß eine Person in einem Leben viele Facetten der Liebe erlebt. Alles ist möglich. Denn jeder einzelne folgt seinem eigenen Gesetz, und keines ist wie das andere.

ANTJE: *Und was beendet diese Wiederholungen der Etappen? Oder geht das ewig so weiter, wo auch immer man sich aufhält?*

SAFI: Es wandelt sich. Hier sind wir aber wieder an der Grenze des Sagbaren angelangt. Du siehst den geschilderten Prozeß zeitlich linear: Du gehst aus von Punkt A und möchtest landen bei Punkt Z. Tatsächlich ist die Einheit, nach der du strebst, immer vorhanden. Du tauchst immer wieder ein, und du kannst in jedem Augenblick eintauchen.

ANTJE: *Und wenn man die Einheit erlebt hat, durchläuft man dann trotzdem weiterhin andere Etappen, auf denen man wieder im Zustand der Ichbezogenheit, Dubezogenheit und so weiter ist?*

SAFI: Es hängt von deiner Vorliebe ab. Ihr seid frei.

ANTJE: *Also steuert man seine Entwicklung selbst, durch seinen Wunsch ...*

SAFI: Du steuerst sie selbst – wenn auch nicht durch deinen persönlichen Willen. Verstehst du? Wenn wir sagen: »Du steuerst es selbst«, dann sprechen wir von einer tiefen Schicht deines Wesens.

ANTJE: *Ist uns das, wonach wir uns am tiefsten sehnen, auf jeden Fall zugänglich? Geht es in Erfüllung?*

SAFI: Alles, wonach ihr euch aus tiefstem Herzen sehnt, geht in Erfüllung.

ANTJE: *Ist uns diese Sehnsucht zugänglich? Oder ist dieses tiefste Wesen der irdischen Persönlichkeit verborgen?*

SAFI: Ja und nein. Es ist dir verborgen, aber du kannst dich dafür mehr und mehr öffnen. Genau dahin führt dich der Weg, den wir geschildert haben. *Nichts* steht in Wahrheit zwischen deiner Persönlichkeit und deinem ›tiefsten Wesen‹. Aber du hast gelernt, eine Menge dazwischenzustellen. Wir möchten dir helfen, das alles beiseite zu räumen.

Ihr seid hier, um einander zu bereichern, um miteinander zu spielen und zu feiern; um den ganzen Reichtum der Schöpfung am eigenen Leib zu erfahren, ihn mit anderen zu teilen, ihn immer wieder auszudrükken – und zu vervielfältigen.

Ihr alle tanzt miteinander. Wenn ihr eure Paarbeziehungen unter diesem Aspekt betrachtet, werdet ihr eure Probleme vielleicht leichter nehmen können. Dies alles ist ein Tanz. Manchmal tanzt ihr sehr harmonisch und freudig miteinander, wie bei einem Walzer. Manchmal tanzt ihr Tango, manchmal Flamenco. Manchmal tanzt jeder für sich, mit einem Minimum an Kommunikation mit dem anderen, wie in einer Diskothek. Wenn ihr euch von außen zuschauen könntet, so würdet ihr sehen, daß euer Tanz sehr anmutig ist; und er wird dies um so mehr, je mehr ihr euren eigenen Gesetzen und Impulsen zu folgen lernt. Desto leichter wird es euch auch fallen, in diesem Tanz aufzuwachen und wahrzunehmen, daß ihr nicht allein seid. Wann immer ihr vor schwerwiegenden persönlichen Problemen steht, die mit Paarbeziehungen zu tun haben, legen wir euch sehr ans Herz, diese Beziehung als Tanz zu betrachten. Stellt sie euch bildlich so vor – und ihr werdet sehen, welchen Tanz ihr gerade miteinander tanzt, wie ihr ihn verändern, vielleicht harmonischer, anmutiger gestalten und dabei wieder zur Übereinstimmung kommen könnt.

Diese Perspektive wird euch nicht nur außerordentlich helfen – sie entspricht einer tiefen Wirklichkeit. Denn alles in diesem ganzen Universum ist Tanz. Alles tanzt miteinander, jedes nach seinen eigenen Gesetzen und doch in vollkommener Harmonie. Diese Harmonie wird immer dann gestört, wenn eines dabei ist, das sich nicht gemäß seinen eigenen Gesetzen bewegt. Doch die Gesamtchoreographie ist dynamisch auf Vollkommenheit ausgerichtet. Das bedeutet: Selbst wenn eines aus der Reihe tanzt – sich also nicht seiner eigenen Natur gemäß bewegt –, ist das gesamte Umfeld in der Lage, sich darauf so einzustellen, daß die Gesamtharmonie gewahrt bleibt.

Sechzehnte Sitzung: Schlusskapitel

Das große Geheimnis · Die tieferen Schichten der Persönlichkeit · Jeder Augenblick ist eine Offenbarung

Jeder Mensch, wie überhaupt jedes Lebewesen, ist eine ganz und gar einmalige Manifestation des lebendigen Geheimnisses. Und jeder Mensch, der auf euch zukommt oder mit dem ihr in Kontakt tretet, bringt euch ein Stück dieses Geheimnisses entgegen. Ihr könnt es wahrnehmen, wenn ihr im Verlauf eurer lebenslangen Reise eure Augen und eure Herzen öffnet. Gleichzeitig bringt ihr selbst einem jeden Menschen, dem ihr begegnet, ein Stück eures Geheimnisses, ein Stück lebendiges Wesen entgegen. Und in dem Maße, in dem ihr wahrhaftig, das heißt ganz und gar ihr selbst werdet, helft ihr anderen Menschen, dies an euch wahrzunehmen.

Sagt und tut nichts, was eurer innersten Natur, eurem wahren Wesen zuwiderläuft. Denn damit umgebt ihr dieses Stück lebendiges Geheimnis, das ihr anderen bringen wollt, mit einer Schale, einem Schleier. Deshalb waren die bisher skizzierten Schritte so unendlich wichtig – nicht nur, damit ihr selbst euch in eurer Haut wohl fühlt, sondern auch, damit ihr in der Lage seid, anderen Menschen zu helfen, ihnen Augen und Herzen zu öffnen, sie zu bereichern und zu beschenken. Wenn ihr nicht ganz und gar wahrhaftig und ihr selbst seid, haltet ihr das zurück, was ihr gekommen seid zu geben. Genau das war es auch, was Jesus meinte, als er seinen Jüngern auftrug: »Seid nackt« und »Zieht eure Kleider

aus«.* Wenn ihr nicht ›nackt‹ seid, könnt ihr euch nicht verschenken.
Um der Welt und euren Mitmenschen ›nackt‹ gegenübertreten zu können, braucht ihr Selbstvertrauen, müßt ihr euch von eurem eigenen Wert überzeugt und entdeckt haben, daß ihr in Wahrheit nichts zu verbergen habt. Denn ihr seid rein und unschuldig. Deshalb könnt ihr euch zeigen, ohne Angst zu haben.

Um das zu erreichen, müßt ihr beginnen, euch selbst unvoreingenommen anzuschauen und verstehen zu lernen, ohne zu werten. Um euch selbst verstehen zu lernen, genügt es nicht, daß ihr nur logisch nachvollziehen könnt, wie und warum ihr handelt; ihr müßt euch auch gefühlsmäßig zutiefst verstehen. So erst seid ihr in der Lage, euch zu verzeihen und ganz und gar so anzunehmen, wie ihr seid. Ihr könnt *alle* davon ausgehen, daß ihr mit gutem Grund so seid, wie ihr seid. Niemand von euch braucht sich schuldig oder gar unwert zu fühlen. Ihr alle habt für eure Empfindungen, eure Gedanken und eure Handlungen gute Gründe. Natürlich könnt und sollt ihr diese im Verlaufe eures Entwicklungsprozesses veredeln. Dazu müßt ihr aber zunächst einmal sehen, *was ist,* und es annehmen. Denn es *ist* gut so, wie es *ist.* Dann und nur dann werdet ihr in der Lage sein, euren Mitmenschen so entgegenzutreten, wie ihr seid – und nicht so, wie ihr euch gern hättet oder wie ihr gern von euren Mitmenschen gesehen werden möchtet.

Das ist die unerläßliche Grundvoraussetzung für Liebe. Ihr könnt niemanden lieben, ohne ihn wahrhaft zu sehen und ohne ganz und gar anzunehmen, was ihr seht. Dazu braucht ihr nicht alles, was diese Person darstellt, tut oder äußert, mit dem Etikett ›gut‹ oder ›posi-

* Im *Thomas-Evangelium* heißt es: »Wenn ihr eure Scham auszieht und eure Kleider nehmt und sie wie die Kinder unter eure Füße legt und darauf tretet, werdet ihr den Sohn des Lebendigen wahrnehmen.«

tiv‹ versehen; das wäre eine geistige Akrobatik, die euch und eure Beziehung aus dem Gleichgewicht bringen könnte. Um etwas anzunehmen, braucht ihr es nicht zu bewerten. Befindet es weder für gut noch für schlecht – sondern einfach für seiend. Geht dabei von der Grundannahme aus, daß das, was ist, einfach ist, und das nicht ohne Grund.

Wenn ihr diese Lektionen gelernt habt, bringt ihr euer ganzes psychisches und physisches Gefüge in Harmonie. Dann seid ihr auch in der Lage, mit dem, was hinter diesem eurem Instrumentarium steht, Kontakt aufzunehmen. Ihr könnt dann sozusagen einen Schritt zurücktreten und eure Persönlichkeit, eure körperliche Erscheinungsform aus einer neuen Distanz wahrnehmen, von einer tieferen Schicht eures Wesens aus. Von dort aus werdet ihr erkennen können, daß eure mit dem Körper gekoppelte Persönlichkeit nur ein Teil von euch ist, in dem ihr danach trachtet, bestimmte Qualitäten zu manifestieren. Von dieser Warte aus werdet ihr euch mit Leichtigkeit zur selben Wesensschicht in anderen Menschen Zugang verschaffen können. Unter der Oberfläche ihrer Persönlichkeit werdet ihr das Wesen wahrnehmen, das in und mittels dieser Persönlichkeit bestimmte Qualitäten zu manifestieren und bestimmte Dinge zu erleben sucht. Und ihr werdet begreifen: Das Wesen ist weitaus umfassender, großartiger, herrlicher und schöner als die Persönlichkeit, hinter der es sich verbirgt. Dann könnt ihr beginnen, tiefer und umfassender zu lieben.

Selbstverständlich habt ihr alle, in welcher Phase auch immer ihr euch befinden mögt, ständig Zugang zu dieser tieferen Schicht eures eigenen Wesens und anderer Wesen. Aber eines Tages werdet ihr entdecken: Dies seid *ihr selbst.* Ihr seid dann nicht mehr die Persönlichkeit, die euer Bewußtsein auf euren Körper begrenzt, sondern euer Identitätsgefühl bezieht dann diese tieferen Schichten mit ein. Von dort aus speist, füttert und führt ihr die Persönlichkeit, die ihr seid. Dann könnt ihr sie nur mit Liebe betrachten – denn in diesen tieferen Schichten gibt es nur Liebe. Wie Schuppen wird es euch von den Augen fallen; alles, was ihr bislang kritisiert habt, werdet ihr nunmehr in einem neuen Licht sehen. Dann endlich werdet ihr verstehen, daß alles seine Richtigkeit hat: in euch wie in anderen.

In dieser tieferen Schicht eures Wesens gibt es keine Einsamkeit. Denn dort seid ihr füreinander erreichbar und miteinander verbunden, wie überhaupt mit allem, was ist. Jegliche Entfernung, jegliche Trennung ist dann überwunden. Solche Begriffe haben nur innerhalb der physischen Welt von Raum und Zeit ihre Gültigkeit – doch in der tieferen Schicht eures Wesens, von der wir sprechen, dort gibt es weder Raum noch Zeit.

In dieser Einheit bewahrt ihr aber eure Identität. Ihr verliert euch darin nicht etwa ganz und gar wesens- und konturenlos, wie Tropfen im Ozean.

In der tieferen Schicht eures Wesens befindet sich auch das, was wir den ›Regieraum‹ genannt haben: der Ort, wo ihr miteinander sozusagen vereinbart und absprecht, welche Art von Drama oder Komödie ihr miteinander auf der Bühne der physischen Welt zu spielen gedenkt. An diesem Stück wirkt ihr aus Freude am Spielen mit – um auszuprobieren, um miteinander zu experimentieren. Dieses ›Experimentieren zum Vergnügen‹ hat tiefsten Sinn und höchsten Zweck. (Wir könnten es auch ›Lernen‹ nennen, wenn dieses Wort nicht für viele von euch einen unangenehmen Beigeschmack hätte.)

Sinn und Zweck dieses Experimentierspiels kann jeder von euch verstehen lernen, wenn ihr den von uns skizzierten Weg einschlagt. Von der tieferen Schicht eures Wesens aus wird euch dies sehr leichtfallen. Allerdings können wir nicht in Worte fassen, *was* ihr zu verstehen habt – das muß jeder einzelne von euch selbst herausfinden. Denn jeder von euch ist nicht nur Teil des großen Ganzen, sondern auch ein Universum für sich. Und in seinem eigenen Universum gelten seine eigenen Gesetze, in ihm macht er seine eigenen Erfahrungen. Diese Erfahrungen können denjenigen anderer Menschen oberflächlich ähneln. Trotzdem bleiben sie seine ganz individuellen einmaligen Erfahrungen. Da gibt es nichts, was wir verallgemeinernd sagen können.

In der tieferen Schicht eures Wesens, von der aus ihr wißt und seht, daß alles an seinem Platz ist, seid ihr im *Frieden.* Umgekehrt könnt ihr zu dieser Schicht vordringen, indem ihr euch auf euren inneren Frieden einstimmt. Wenn ihr euch immer wieder von neuem in ihn zurückzieht und dort verankert, dann kann euch nichts mehr von dem, was euch an Gefühlen, Problemen und Konflikten ins Haus steht, aus der Bahn werfen. Keine Erschütterung wird euch mehr davon abbringen können, der natürlichen Linie eurer eigenen Entwicklung, eurer eigenen Natur zu folgen. Zwar werdet ihr euch immer noch hierhin und dorthin neigen, immer noch von einem Sturm gebeugt werden; aber ihr werdet euch immer wieder aufrichten. Denn ihr seid gut verankert.

Wenn ihr selbst gut verankert seid in eurer eigenen friedvollen Tiefe, so übt ihr damit eine geradezu magische Wirkung auf andere Menschen aus. Denn ohne es zu wissen oder bewußt zu merken, werden sie dadurch leichter Zugang zu ihrem eigenen Frieden, zu ihrer eigenen Wesensmitte finden.

Das gilt im übrigen für jede Qualität, die ihr in euch selbst entwickelt. Wenn ihr andere Menschen liebt und ihnen helfen möchtet, sich von ihren Irrtümern oder Fehlern zu befreien oder bestimmte Qualitäten zu entwickeln, so könnt ihr dies am besten tun, indem ihr mit gutem Beispiel vorangeht. Dazu müßt ihr jeweils diejenige Qualität in euch wahrnehmen, pflegen und nähren, die sich im Augenblick gerade entfalten will – und nicht diejenige, die euch vom Verstand her vielleicht nützlich erscheinen mag, auch wenn sie noch weit entfernt ist. Welche Qualität es ist, die sich gerade entfalten will, könnt ihr sehr klar erkennen an der Art von Problemen und Menschen, die euch begegnen; denn solche ziehen sich wie ein roter Faden durch bestimmte Phasen eures Lebens.

Und so lautet unser Rat immer wieder: Wenn ihr anderen Menschen helfen wollt – arbeitet nicht an ihnen, sondern an euch selbst.

Aber bleibt nicht darin stecken, daß ihr an euch selbst arbeitet, euch entwickelt, entfaltet, befreit und immer reicher macht; sondern verschenkt diesen Reichtum. Verschenkt ihn gemäß euren eigenen Impulsen und Sympathien, überall da, wo ihr auch nur einen Funken Liebe oder Zuneigung spürt. Haltet euch nicht zurück aus irgendwelchen Berechnungen oder Befürchtungen heraus. Ihr werdet sehen: In dem Maße, in dem ihr euch verschenkt, werdet ihr beschenkt. Ihr werdet dabei nicht ärmer, sondern immer reicher. Denn ihr schöpft aus der Fülle: Liebe ist ein unendlicher, unerschöpflicher Strom.

Mit jedem Verschenken erweitert ihr euch – bis euer Ich keine Grenzen mehr hat. Dann werdet ihr erkennen: Ihr seid Liebe. Ihr atmet Liebe. Ihr schwimmt in Liebe. Ihr lebt in Liebe.

Wenn ihr darunter leidet, zuwenig Liebe zu bekommen, dann habt ihr das Gefäß, in dem ihr Liebe empfangen könnt, zu klein gemacht. Ihr vergrößert es, indem ihr euch verschenkt. Es schrumpft, wenn ihr geizig seid.

Kümmert euch nicht um den nächsten und den übernächsten Augenblick. Schenkt euch ganz diesem einen, der euch zur Verfügung steht. Nur dann kann dieser Augenblick sich euch ganz schenken.

Jeder Augenblick ist eine vollkommene Offenbarung, die ihr nur empfangen könnt, wenn ihr euch ihm vollkommen offenbart, vollkommen hingebt. Dies ist sozusagen ein ›technisches‹ Gesetz, kein moralisches. Seid ihr geizig, macht ihr euch arm – nicht zur Strafe, sondern weil diese beiden Sachverhalte in eurer Welt eben so zusammenhängen. Geiz macht euch eng. Und wer eng ist, kann nicht viel empfangen; es paßt nicht viel hinein.

So möchten wir euch als letzte und vielleicht wichtigste Empfehlung ans Herz legen: Seid verschwenderisch! Habt keine Angst, dabei arm zu werden. Wißt vielmehr, daß ihr dadurch immer reicher werdet. Je mehr ihr verschenkt, desto mehr bekommt ihr – wenn auch nicht immer in derselben Währung. Euer Reichtum wächst dabei nicht linear – entsprechend der Menge dessen, was ihr verschenkt –, sondern er multipliziert sich. Wir sprechen hier von wahrem Reichtum, von einem Zuwachs an Liebe, Glück und Ekstase. Dieser mag unter Umständen äußeren Reichtum nach sich ziehen oder auch nicht, je nach euren Bedürfnissen, Absichten und Lebensplänen.

Oft verschenkt ihr bloß Worte: Erzeugnisse eurer Gedanken, Erfahrungen und Überlegungen. Oder ihr verteilt Streicheleinheiten. In Wahrheit habt ihr aber viel mehr zu geben: nämlich *euch selbst,* eure bloße Gegenwart. Wenn sie unverhüllt, unverstellt, unverfälscht und ganz ist, ist sie bei weitem das größte Geschenk, das ihr einem Menschen zu geben habt.

Glaubt niemals, daß eure Gegenwart keine Wohltat oder kein Segen für andere Menschen wäre. Als störend könnten eure Mitmenschen allenfalls empfinden, daß ihr irgend etwas an euch selbst verstellt oder verfälscht – in der irrigen Annahme, ihr wärt so, wie ihr seid, nicht gut genug. Das sind Hindernisse, die ihr selbst aufbaut. Wenn ihr ganz ihr selbst seid und ganz gegenwärtig, seid ihr eine Bereicherung für jeden Menschen, der euch begegnet, denn er wird sich eurer Einmaligkeit bewußt sein und der einmaligen Gelegenheit eurer Begegnung. Und er wird euch in seinem Herzen aufnehmen und schätzen.

Wie könnt ihr euch verhalten, wenn ihr einem Menschen begegnet, der um sein wahres Wesen einen häßlichen Mantel gewoben hat aus Ängsten, Selbstzweifel und Befürchtungen, aus Verfälschungen, Verstellungen, aus Versuchen, sich selbst künstlich zu verschönern oder zu veredeln oder sich häßlicher zu machen, als er ist? Erinnert euch dann daran, daß das, was euch an diesem Menschen stört, *immer* nur ein Mantel ist, den er sich hergestellt und angezogen hat – aus Angst, er sei so, wie er ist, nicht gut, stark, wertvoll genug oder was auch immer.

Nehmt welchen Menschen ihr wollt: Wenn ihr hinter dem störenden ›Mantel‹ einen Eindruck von seinem wahren Wesen erhaschen könnt, dann gibt es keinen Menschen, den ihr nicht lieben oder verstehen könnt.

Zuallererst aber müßt ihr euer eigenes wahres Wesen wahrnehmen.

Siebzehnte Sitzung: Nachtrag

Kümmert euch nicht um Resultate! · Die Funktion des Zweifels · Warum sind Menschen so kompliziert? · Schuldgefühle überwinden · Täter und Opfer · Das neue Selbstbild

Mit der sechzehnten Sitzung, die am 13. Mai 1989 stattfand, beendeten unsere ›jenseitigen‹ Gesprächspartner vorläufig die Sitzungen und entließen uns in das, was sie selbst ein ›Praktikum‹ nannten. Statt weitere Fragen zu stellen, sollten wir nun in der Praxis anwenden, was wir im Verlauf der bisherigen Sitzungen gelernt hatten. Drei Tage später, am 16. Mai, erhielten wir noch einige Hinweise darauf, wie wir dabei vorgehen sollten. Da sie von allgemeinem Interesse sind, wollen wir diese Hinweise Ihnen nicht vorenthalten.*

SAFI: Wir werden uns wieder sprechen, sobald es an der Zeit ist. Wann das sein wird, hängt von euch ab, nicht von uns. Denn jeder einzelne von euch wird eine gewisse Zeit brauchen, um all das, was er bis jetzt gelernt hat, in der Praxis erschöpfend auszuprobieren. Das kann fünf Minuten dauern oder fünf Jahre.

ANTJE: *... oder fünf Leben ...*

---

* Nach Abschluß des ›Praktikums‹ ist uns ein weiteres Buch diktiert worden. Sein Thema: Was bringt uns das Neue Zeitalter?

SAFI: Sieht nicht so aus. Ihr sollt übrigens nicht glauben, daß ihr bis dahin irgendeine Art von Perfektion erreicht haben müßt. Unternehmt den ehrlichen Versuch, das Gelernte immer wieder in der Praxis anzuwenden – das ist das einzige, was zählt. Was dabei herauskommt; ob ihr dabei alte Fehler wiederholt oder neue begeht; ob euch Irrtümer unterlaufen – all das ist unwichtig. Worauf es ankommt, ist der Augenblick – und die Chance, die er euch eröffnet.

Sobald ihr an Ergebnisse denkt, seid ihr nicht im Augenblick. Wenn ihr in einem Augenblick gerade ein Ergebnis in der Hand habt: Freut euch darüber, aber nehmt es nicht wichtig, legt es zur Seite. Der nächste Augenblick ist so schnell da! Wenn ihr euch lange mit einem erzielten Ergebnis beschäftigt, habt ihr schon wieder den nächsten Augenblick verpaßt.

Wenn es noch irgendeine Frage gibt, die euch wirklich wichtig ist, könnt ihr sie jetzt stellen.

ANTJE: *Ich hatte vorhin eine Frage. Aber wenn ihr da seid, fällt mir nichts ein.*

SAFI: Wenn wir ›da sind‹, hat sich dein eigenes Identitätsgefühl ein bißchen verschoben. Du bist in solchen Augenblicken in eine tiefere Schicht deines Wesens eingetaucht. Dort gibt es keine Fragen.

ANTJE: *Ja, und so müssen wir jetzt lernen, dort hineinzutauchen, ohne daß ihr spürbar nahe seid.*

SAFI: Du kannst in jedem Augenblick eintauchen. Dazu brauchst du keinen Weg zurückzulegen, keine besondere Technik anzuwenden. Die Möglichkeit ist immer da.

ANTJE: *Warum ist man dann nicht immer dort – obwohl es doch gerade das ist, was man sich am meisten wünscht?*

SAFI: Du bist es alles selbst. Das bedeutet: Es ist möglich, daß du dir wünschst, dich immer in dieser Schicht deines Wesens aufzuhalten, daß du dir aber gleichzeitig Überzeugungen, Glaubenssätze, gebaut hast, die dich daran hindern: beispielsweise deine Vorstellung von einem ›Weg‹. Du stellst dir vor, es gibt einen Weg und infolgedessen auch eine Entfernung. Es gibt keine Entfernung. Es gibt keinen Weg. Es ist immer da.

Solche Überzeugungen und Glaubenssätze haben gewiß ihre Funktion; sie sind es, die euch ein derart formen- und erlebnisreiches Leben ermöglichen, wie ihr es führt. Aber wisse, daß es nur Vorstellungen sind; was du suchst, ist hier und jetzt da. Das einzige, was zwischen dir und dem, was du suchst, vermeintlich steht (denn dazwischen ist in Wahrheit kein Raum), ist deine Vorstellung, es stünde etwas dazwischen. Um dich von dieser Vorstellung freizumachen, brauchst du sie nicht zu zerstören. Stelle nur fest, daß es nichts als eine Vorstellung ist; das reicht schon. Nimm sie zur Kenntnis – als Meinung, nicht als Tatsache.

ANTJE: *Ich habe das Gefühl, direkt davorzustehen. Ich muß nur noch einen Schalter in meinem Kopf umdrehen – so wie sich ein Zugreisender innerlich umstellen muß, wenn er zu begreifen versucht, wie sein Zug rückwärts den Bahnhof verlassen und dennoch in die gleiche Richtung wie vorher fahren kann.*

SAFI: Ein gutes Bild. Du hast dir innerlich eine Landkarte zurechtgelegt. Auf ihr markierst du deine Position im Verlauf deines Entwicklungsweges mit einer Stecknadel. Von Zeit zu Zeit versetzt du diese Stecknadel und sagst: Jetzt bin ich hier; als nächstes werde ich dort sein. Das ist Flächendenken. Das Universum ist aber keine Fläche. Dein Ziel ist immer da, wo du gerade bist – nie woanders. Es gibt keinen Weg zurückzulegen.

Das ist dein Satz, dein ›Koan‹*. Renn dir den Kopf ein an ihm. Es wird Zeit dafür.

ANTJE: *Ja, genau. Das ist der Punkt, auf den ich ausgerichtet bin.*

SAFI: Es ist die größte Hürde in deinem Hindernisrennen. Aber sei gewiß: Du kannst dich nicht an ihr verletzen. Denn sie existiert nur in deiner Vorstellung.

HEINZ: *Was meine Stimmungen zur Zeit bestimmt, ist die Frage, ob ich vertraue. Oft zweifle ich.*

SAFI: Nimm den Zweifel mit. Er gehört zu dir. Während ihr stolpert, lernt ihr zu gehen. Kümmert euch nur um den Augenblick. Ihr seid zu sehr auf Resultate fixiert. Dadurch schafft ihr die Vorstellung von Wegstrecken, die es zurückzulegen gilt, von Leistungen, die zu erbringen wären, und von unrealistischen Zielen. Es ist ähnlich, als wenn ihr von einem Baby im Krabbelalter verlangen würdet, ein Ballettänzer zu sein. Indem es krabbelt, erbringt es nicht etwa eine minderwertige Leistung auf einem Weg, auf dem es vom Schlechteren zum Besseren geht. Dieses Krabbeln ist genauso vollwertig wie der Tanz des Ballettänzers auf der Bühne. Aber ihr könnt seinen Wert nicht ausschöpfen, nicht ermessen und nicht ganz erleben, wenn ihr in der Krabbelphase nicht krabbelt, sondern euch in eurer Vorstellung dauernd auf den Ballettänzer fixiert. Dann werdet ihr gezwungen sein, das Krabbeln später im ungeeigneten Moment nachzuholen, vielleicht dann, wenn ihr als Tänzer tatsächlich auf der Bühne steht. Ihr werdet dann

---

* *Koans* sind Rätselwörter oder kurze Sinnsprüche, die ein Paradox enthalten. Wie Zen-Buddhisten glauben, verdichten sich darin tiefschürfende Wahrheiten, die in der Meditation offenbar werden.

nicht vollkommen tanzen können, weil ihr damals nicht vollkommen krabbeln konntet.

Nimm deinen Zweifel mit. Durch Zweifel lernst du glauben. Durch den Zweifel bekommt dein Glaube erst seine Kraft und seine Tiefe. Ohne den Zweifel wäre dein Glaube höchst oberflächlich und hätte keine Kraft, keine Macht.

HEINZ: *Wird der Zweifel eines Tages verschwinden?*

SAFI: Er wird dann verschwinden, wenn es nichts mehr zu zweifeln gibt. Bis dahin wirst du zweifeln. Aber dein Glaube wird immer tiefer greifen als dein Zweifel – bis du auf dem Grund bist. Dort gibt es keinen Zweifel und keinen Glauben.

HEINZ: *Aber ich möchte so gern vertrauen.*

SAFI: Deine Handlungen sind klüger als dein Verstand. In deinem Handeln zeigst du, daß du vertraust. Der Zweifel sitzt in deinem Verstand. Dort ist er gut aufgehoben. Das Vertrauen sitzt viel tiefer. Aber bitte nimm deinem Verstand nicht übel, daß er zweifelt. Der Zweifel hat eine ganz wichtige Funktion. Er ist der Hammer, der den Nagel immer tiefer treibt.

HEINZ: *Es ist gut, daß ihr das sagt! Ich denke immer, der Zweifel ist nichts als lästig.*

SAFI: Er ist dein Werkzeug. So ist es mit allem, was euch an euch selbst stört. Wenn ihr nur sehen könntet, daß es seine Funktion hat und zu eurer Ausrüstung gehört: nicht als Hindernis, sondern als Werkzeug!

HEINZ: *In Phasen des Zweifels komme ich mir manchmal so undankbar vor. ›Alles Mist‹, denke ich dann …*

SAFI: Wenn du in einer solchen Stimmung bist, dann kämpfe nicht dagegen an. Glaube nicht, daß du dann von allem abfällst oder undankbar bist oder aus der Liebe fällst. Nimm an, du bist ein Kind und liebst deine Mutter. Du hast eine gute Mutter, bist ein gutes Kind – dennoch wirst du ihr ab und zu die Zunge rausstrecken wollen, dennoch wirst du ab und zu unzufrieden sein. Die Liebe ist nicht so klein und eng, daß sie nur Lächeln und Sonnenschein ertragen könnte. Sie umfaßt alles. Sie kann alles ertragen – auch Undankbarkeit. Wenn du glaubst, daß Gott Undankbarkeit nicht ertragen kann, dann glaubst du, daß er engherzig ist und kleinlich.

HEINZ: *Ich werde eher auf mich selbst sauer, fühle mich zurückgefallen und hilflos. Indem ich Gott beschimpfe, richte ich ja nichts aus ...*

SAFI: Du richtest etwas aus, weil es dir guttut, Unmut zu äußern, wenn du ihn empfindest. Nimm ihn nicht wichtig. Er gehört dazu.

Die Kraft und das, was die Kraft herausfordert, nämlich der Zweifel: beides gehört zusammen.

HEINZ: *Im Prinzip weiß ich immer, wie ich mir helfen kann. Wenn es mir schlecht geht, gehe ich in den Wald, mache meine Meditationen oder Zeremonien; und danach geht es mir besser, ja, ich komme mir unbesiegbar vor. Besiegt komme ich dann ein paar Tage später abermals in den Wald, um neue Exerzitien zu vollziehen ...*

SAFI: Wir sind sehr zufrieden mit dir. Du machst es sehr konsequent und sehr gut.

HEINZ: *Aber manchmal denke ich, daß ich diese Wald-Exerzitien bleibenlassen sollte, weil sie zu meinen alten Programmen gehören.*

SAFI: Solange Dinge eurem lebendigen Bedürfnis entsprechen, sind sie kein Programm. Auch wenn sie an bestimmten Tagen stattfinden.

HEINZ: *Es tut gut, das zu hören! Es ist mir zum Beispiel ein Bedürfnis, im Wald zu joggen. Aber hinterher denke ich oft, ich spule das Programm ab wie eine Maschine.*

SAFI: Routine ist eine Frage der inneren Einstellung. Wiederholungen können gut sein; sie sind es nur dann nicht, wenn sie in leeren Wiederholungen bestehen. Du kannst beispielsweise ein ganzes Leben lang jeden Montag zum Baden gehen, ohne daß es Routine wird. Du kannst sogar jeden Morgen einen Kaffee trinken und eine Zigarette rauchen. Das klingt ungesund, muß es aber nicht sein. Wenn du es jeden Morgen mit Freude und Genuß tust, ist es gut.

ANTJE: *Eine schöne Nachricht: Was uns Freude macht, dürfen wir nicht nur, sondern sollen wir tun. Wieso sind wir eigentlich so kompliziert?*

SAFI: Ihr habt euch Großes vorgenommen. Doch eure Mittel sind begrenzt. Ihr beginnt als Anfänger, als Neulinge, als Frischlinge, als Kinder und stellt euch zunehmend größeren Herausforderungen, jeder auf seine Art. Euer Versuch, diese Herausforderungen zu meistern, kann sehr kompliziert aussehen. Denn die Herausforderungen selbst werden in eurer Zeit, eurem Kulturkreis immer vielschichtiger. Sie kommen von allen Seiten, von außen, von innen, von oben, von unten, von überall. Demgemäß wird euer Spiel immer komplizierter, wie ein sehr fortgeschrittenes Schachspiel. Es erfordert schwierige Manöver.

Diese Manöver mit Leichtigkeit und Einfachheit zu vollbringen, versuchen wir euch zu lehren. Es gelingt euch sofort, wenn ihr euch mit dem verbindet, was ihr euer wahres Wesen nennt. Denn dort liegen alle Wurzeln, alle Schlüssel, alle Antworten. Dort ist alles sehr leicht zu überblicken. Aber wenn ihr mitten im Spiel seid und euch darin gefangen fühlt, könnt ihr euch leicht verheddern. Das ist ganz normal.

ANTJE: *Was kann man tun, um sich besser mit diesem ›wahren Wesen‹ zu verbinden?*

SAFI: Das wißt ihr schon: Dafür meditiert ihr. Aber ihr könnt euch darin noch besser verankern.

ANTJE: *Habt ihr für Safi noch Hinweise?*

SAFI: Wir wollten ihr eine kleine Standpauke halten. Aber es ist nicht mehr viel Kraft da. Wartet einen Augenblick.

Safi knackt gerade an ihrer Erbsünde.*

Safi läuft im Augenblick Gefahr, sich mit ihrem Schuldgefühl alles zu verdunkeln und zu vergiften. Das ist ihre größte Hürde. Aber ebenso wie ihr alle steht Safi selbstverständlich nur vor einer Gespensterhürde aus Vorstellungen und Überzeugungen, Meinungen und Glaubenssätzen. Diese Hindernisse könnt ihr nicht zerstören – ihr braucht es auch gar nicht. Nehmt ihnen die Kraft, indem ihr euch vor Augen führt, daß es nur Überzeugungen sind, keine Tatsachen.

Zudem kann Safi andere Menschen als Spiegel benutzen. Bei anderen Menschen erkennt sie sehr leicht die grundsätzliche Unschuld – nur bei sich selbst nicht.

Ab sofort sollte die einzige Richtschnur bei all ihren Begegnungen die Wahrheit des Augenblicks sein. Fest

---

* Anmerkung von Safi Nidiaye: Ich hatte gerade mit Schuldgefühlen in bezug auf Partnerschaften zu kämpfen.

verankert in der Wahrheit und Wahrhaftigkeit ihres eigenen Seins, die sie nicht zu verfälschen oder zu verhüllen braucht, soll sie radikal nur der Eingebung des Augenblicks folgen – und nicht irgendwelchen Moralvorstellungen, Erinnerungen oder Befürchtungen, nicht irgendwelchen Angelegenheiten, die noch in weiter Ferne liegen. Sie braucht nur ihren eigenen Eingebungen und Impulsen zu folgen und darauf zu vertrauen, daß die eigenen Beine sie tragen können, nachdem sie die Krücken weggelegt hat.

Wie viele Menschen, so ist auch Safi immer noch der Ansicht, daß sie ohne ein Gerüst von angelernten Moralvorstellungen und ohne den mächtigen, autoritären Druck des Schuldgefühls ein hemmungsloser, unmoralischer und schlechter Mensch wäre. Gleichzeitig weiß sie aber im Grunde schon, daß dies nicht der Fall ist. Wir würden sagen: Sie soll es darauf ankommen lassen, ein hemmungsloser, schlechter Mensch zu sein, der ohne Krücken geht. Das ist immer noch besser, als an Krücken zu gehen. Sie soll es darauf ankommen lassen. Darin besteht ihre Herausforderung. Wenn sie dann schlecht ist, soll sie es halt sein. *Wir* kränken uns nicht deswegen.

Was Safis Schuldgefühle in bezug auf andere Menschen betrifft, so bitten wir sie (wie euch alle), eines zu beherzigen: Habt Respekt vor der Integrität, vor der Ganzheit des anderen. Wißt, daß in Wahrheit niemand ein Opfer ist. Er mag sich für eine Opferrolle zur Verfügung stellen, aus Gründen, die sowohl ihn selbst betreffen als auch den Partner. Er tut es für sich, und er tut es für den anderen. Aber er *spielt* diese Rolle; er *ist* nicht das Opfer. Er hat sich den Schafspelz angezogen. Er ist aber kein Schaf. Haltet niemanden für ein Schaf!

ANTJE: *Wir haben vor der Sitzung über die eigene Opferrolle gesprochen. Oft meint man in Ereignissen der frühen Kind-*

heit den Schlüssel für spätere Leiden gefunden zu haben, und damit beginnt die Vorstellung von der Opferrolle.

SAFI: Das ist *ein*, aber nicht *der* Schlüssel: ein Schlüssel für eine sehr kleine Tür auf der psychologischen Ebene. Wir geben euch den Schlüssel für eine viel größere Tür. Traumatische Ereignisse beispielsweise in eurer Kindheit, die euch veranlassen; ein bestimmtes Verhaltensmuster aufzubauen, sind innerhalb des psychologischen Rahmens ganz richtig gedeutet worden. Und es ist gut zu wissen, daß dieses traumatische Ereignis dieses oder jenes in euch ausgelöst hat; denn diese Erkenntnis verschafft euch Abstand zu euch selbst, zu eurer Persönlichkeit. Aber es ist noch besser, zu wissen, daß dieses traumatische Ereignis von euch zu einem bestimmten Zweck angezogen wurde. Ebenso zieht ihr unbewußt aus gutem Grund einen bestimmten Virus an: Er soll ein bestimmtes Krankheitsbild hervorrufen, das euch etwas zeigt oder eine Entwicklung in euch in Gang setzt, die euren Lebensplan vervollständigt.

Viele Menschen spielen auch die Rolle des Täters. Dieser Part ist in gewisser Weise weitaus unangenehmer. Denn das Opfer leidet zwar, ist aber immerhin im Recht. Der Täter hingegen ist grundsätzlich im Unrecht. Deshalb: Habt Erbarmen mit dem Täter! Und kümmert euch um das Opfer; helft ihm in erster Linie, sich zu erinnern, daß es kein Opfer *ist*. Es nützt ihm nichts, wenn ihr es in seiner Rolle bestätigt und bedauert. Helft ihm, sich auf sein wahres Wesen zu besinnen – darauf, daß seine Macht viel größer ist, als es glaubt.

Aber, wie gesagt, habt auch Erbarmen mit dem Täter. Er spielt die schwierigere Rolle. Und da er selbst ebenso wie das Opfer sich in dieser Rolle verliert und vergißt, muß er innerhalb des Bezugsrahmens, dem er sich ausgeliefert hat, auch büßen. Helft ihm dabei, sich wieder zu erinnern, daß er kein Täter *ist*.

ANTJE: *Diese oder jene Rolle zu spielen – das haben wir inzwischen begriffen –, haben wir uns selbst ausgesucht. Aber haben wir uns auch ausgesucht, uns nicht zu erinnern, wer wir wirklich sind, und ganz und gar in unseren Rollen zu versinken?*

SAFI: Daß ihr euch nicht erinnert, gehört zum Spiel. Würdet ihr nicht vergessen, so könntet ihr dieses Experiment nicht durchführen.

ANTJE: *Aber warum sollen wir uns dann gegenseitig erinnern? Aus Liebe?*

SAFI: Aus Liebe *werdet* ihr es tun. Darin besteht sozusagen der Witz an dem Spiel, daß ihr bewußtlos hineinspaziert und bewußt herauskommt.

HEINZ: *Ein blödes Spiel! Ich bin also gar nicht blöd, stelle mich aber blöd und merke schließlich, daß ich doch nicht blöd bin ...?*

SAFI: Du stellst dich nicht blöd. Du betrittst eine unbekannte Ebene, Neuland. Jeder, der Neuland betritt, ist ein Anfänger, ganz gleich, was er vorher in anderen Ländern gelernt haben mag. Ihr laßt euch auf ein Abenteuer ein, in dem ihr eure Kräfte messen und entwickeln, wachsen, euch entfalten, verschiedene Umstände, Bedingungen und Möglichkeiten ausschöpfen und ausprobieren wollt. Ihr spielt mit euren Kräften.

ANTJE: *Dient das Ganze einem Zweck wie zum Beispiel Fitneßtraining?*

SAFI: Zweckbezogenheit ist *ein* Aspekt. Du kannst Fitneßtraining betreiben, weil du fit sein möchtest, aber auch, weil es dir als solches Spaß macht. Sieh ein Kind an oder ein Tier: Es betreibt Fitneßtraining, kümmert sich aber nicht um das Ergebnis. Es will nicht fit sein, sondern hat einfach Freude an der Bewegung.

Wir wollen nicht sagen, daß ihr euch mit Gewalt bemühen solltet, wie Kinder oder wie Tiere zu sein. Aber ihr könntet sehr viel glücklicher und reicher leben, wenn ihr euch in diesen Bewußtseinszustand versetzen könntet. *Kümmert euch nicht um die Resultate!* Kümmert euch nicht um das Ziel des Spiels. Du erreichst es genau dann, wenn du es aufgibst.

ANTJE: *... wenn man also nur aus Freude an dem, was man gerade tut, handelt?*

SAFI: Genau. Das ist es, was wir mit ›absichtslos‹ meinen.

ANTJE: *Ich zum Beispiel weiß einerseits: Für meine Gesundheit muß ich mich bewegen. Ich kann aber nur Sport treiben, wenn es mir wirklich Freude macht, sonst tue ich es einfach nicht. Dann habe ich aber oft ein schlechtes Gewissen, weil ich glaube, ich müßte mich dazu zwingen – meiner Gesundheit zuliebe.*

SAFI: Das ist nicht notwendig. Du kannst kerngesund bleiben, ohne dich zu bewegen. Es gibt Menschen, die das vorexerziert haben. Daß du Bewegung für deine Gesundheit brauchst, ist nur ein Glaubenssatz. Allerdings ist es ein *kollektiver* Glaubenssatz und als solcher so mächtig, daß er Wirklichkeit hat. Insofern darfst du ihn nicht unterschätzen.

Wie fit ihr seid, hängt sehr entscheidend von eurem Selbstbild ab: von der Vorstellung, die ihr von euch selbst habt. Es genügt allerdings nicht der bloße Vorsatz: »Ich will jetzt mein Selbstbild verändern!« Vielmehr müßt ihr euch in einem gegebenen Zustand verankern, in einem Augenblick, in dem ihr euch gerade fit fühlt: beispielsweise wenn ihr gerade Sport getrieben habt und euch infolgedessen sehr wohl fühlt. Verankert dieses Gefühl gut in eurem Körperbewußtsein und nehmt es ins Leben mit. So schafft ihr ein Selbstbild, das Fitneß beinhaltet. Ihr könnt es beibehalten und pflegen.

ANTJE: *Das trifft auch auf Gesundheit zu?*

SAFI: Es trifft auf alles zu. Auch auf Schönheit. Suche dir einen Augenblick, in dem du mit deinem Spiegelbild zufrieden bist, wo du dir gut gefällst, wo du strahlst. Verankere das. Leider tut ihr gern das Gegenteil. Ihr sucht in euren Spiegeln nach Fehlern und verankert vorzugsweise die häßlichen Bilder. Das alles prägt euer Selbstbild, und dieses wiederum prägt eure körperliche Wirklichkeit.

Die Technik, die wir euch hier empfehlen, ist auf alles und jegliches anwendbar. Sucht euch die guten, die großen Momente und verankert euch in ihnen. Wenn ihr beispielsweise an einer Sitzung wie der heutigen teilgenommen habt, dann beendet sie nicht, ohne euch verankert zu haben. Das bedeutet: Bleibt noch einen kleinen Moment in dieser Bewußtheit und nehmt sie mit, auch wenn ihr anschließend etwas ganz anderes tut. Selbst wenn ihr euch anschließend betrinken wollt: Verankert euch vorher.

Nun geht uns bald der Strom aus.

Wir sind sehr zufrieden mit euch. Euer Praktikum läßt sich gut an. Aber macht es euch nicht zu kompliziert. Damit meinen wir beispielsweise dich, Heinz: Mach dir nicht zum Programm, grundsätzlich alle Programme abzuschaffen. Das ist eine Nummer zu kompliziert.

Gut. Dann wünschen wir euch viel Spaß. Das ist das wichtigste, was wir euch wünschen können.

Und nicht vergessen: Wir sind bei euch. Immer.